Бхагьяшри Джадхав

"Казуарина равнолистная" (Casuarina equisetifolia L.):
Потенциальное дерево

Бхагьяшри Джадхав

"Казуарина равнолистная" (Casuarina equisetifolia L.): Потенциальное дерево

Фитохимический, фармакологический потенциал и полезные свойства "Casuarina equisetifolia"

ScienciaScripts

Imprint

Any brand names and product names mentioned in this book are subject to trademark, brand or patent protection and are trademarks or registered trademarks of their respective holders. The use of brand names, product names, common names, trade names, product descriptions etc. even without a particular marking in this work is in no way to be construed to mean that such names may be regarded as unrestricted in respect of trademark and brand protection legislation and could thus be used by anyone.

Cover image: www.ingimage.com

This book is a translation from the original published under ISBN 978-620-7-46809-6.

Publisher:
Sciencia Scripts
is a trademark of
Dodo Books Indian Ocean Ltd. and OmniScriptum S.R.L publishing group

120 High Road, East Finchley, London, N2 9ED, United Kingdom
Str. Armeneasca 28/1, office 1, Chisinau MD-2012, Republic of Moldova, Europe
Printed at: see last page
ISBN: 978-620-7-49067-7

Copyright © Бхагьяшри Джадхав
Copyright © 2024 Dodo Books Indian Ocean Ltd. and OmniScriptum S.R.L publishing group

"Casuarina equisetifolia": **Потенциальное дерево**

Фитохимический, фармакологический потенциал и полезные свойства "Casuarina equisetifolia"

АННОТАЦИЯ

Травы и различные части трав используются по всей стране для создания фармацевтических препаратов, необходимых для жизни человека. Сегодня около 80-90 % иммуносупрессивных, противомикробных, сердечно-сосудистых и противоопухолевых препаратов - растительного происхождения. В настоящее время человек не может жить без лекарств и режима, особенно в развивающихся странах. Растения являются основным источником для распознавания молекул современных лекарств. Главным источником лекарственных средств для получения лекарств и открытия лекарственных препаратов являются растения, преимущественно наряду с этномедицинским использованием. Растение *Casuarina equisetifolia* - вечнозеленая свистящая сосна; обычно достигает вершины до 50 м, занесена в Индию. Оно культивируется в некоторых частях Западной Бенгалии и на Андаманских островах. Различные части *Casuarina equisetifolia* содержат различные химические компоненты, которые отвечают за различные виды фармакологической деятельности. В этой обзорной статье приведены химические компоненты, представленные в различных частях растения, а также экстракты этих различных частей, таких как метанольные и этанольные экстракты, которые показывают активность, такую как антидиабетическая, противосудорожная, антидиахорреальная, гипогликемическая, антигистаминная, антимикробная активность.

КЛЮЧЕВЫЕ СЛОВА: Антидиахорреальная активность, антимикробная активность, Casuarina equisetifolia, казуарин, гипогликемия, дубильные вещества.

ВВЕДЕНИЕ

В прошлом домашние средства лечения, а также комплексные лекарственные препараты используются во всем мире и во многих случаях служат значительным источником лекарственных таблеток. [Растительное царство дало альтернативный источник целебных растений, используемых в нерафинированном виде в качестве домашних чаев, лекарств, линиментов, сиропов, имплантатов, настоек и порошков. Доказательством назначения различных домашних лекарств является возвращение ровно на 60000 лет к месту захоронения, которое находилось в пещере на севере Ирака, обнаруженной в 1960 году. [4] Иммуносупрессивные, антимикробные, сердечно-сосудистые и противораковые препараты растительного происхождения, которые на сегодняшний день используются в основном примерно в 80 % случаев. [Медикаментозное и восстановительное лечение превратилось в значительную часть жизни человека, в развитых странах люди не могут выжить без такого рода лекарств и лечения. Для совершенствования различных лечебных средств из отечественных рецептурных препаратов, создание которых осуществляется на различных специализированных этапах, с низким темпом прогресса, несмотря на гигантские капиталовложения, процесс разработки лекарств остается обширным. [6] Значительное семейство многих необязательных метаболитов - это бесконечное множество компонентов, которые используются по разным причинам, например, агрохимикаты, вкусовые вещества, ароматизаторы, красители, биопестициды, лекарства и различные пищевые добавки. Люди получили в дар Качества как восстановительные растения для продолжения безболезненной жизнерадостной жизни[7] Казуария равнолистная - вечнозеленая свистящая сосна, достигающая в высоту до 50 м, в основном завезена в Индию. Оно произрастает на прибрежных территориях от Гуджарата до Ориссы, а также на Андаманских островах и в некоторых районах Западной Бенгалии. [8] Казуарина равнолистная (Casuarina equisetifolia, Casuarinaceae) - привлекательное дерево с развесистыми ветвями, достигающее в высоту от 10 до 50 м; встречается на сухих склонах и открытых лесных участках Индии, Шриланки и до Австралии. [9] В Индии виды семейства Casuarinaceae являются важными нерафинированными компонентами для многочисленных бумажных фабрик. [10] Растение Casuarina equisetifolia используется в качестве причудливого нависающего дерева и в сельском хозяйстве, и поэтому обычно выращивается во Флориде для обустройства пляжей, как пиломатериал, топливная древесина или высаживается в качестве ветрозащитных насаждений в лесах. [Различные части растения, например, кора, листья, семена и органические продукты, обладают антигистаминным [12], противораковым [13], антимикробным [14], гепатопротекторным [15] и болеутоляющим [16] действием.

Синонимы

- *Казуарина равнолистная (Casuarina equisetifolia* L.*)*,
- *Казуарина литориа* Румф,
- *Казуарина равнолистная (Casuarina equisetifolia* L. ex J.R. & G. Forst.*)*,
- *Казуарина литоральная (Casuarina littoralis* Salisb.*)* [17,18]

Классификация

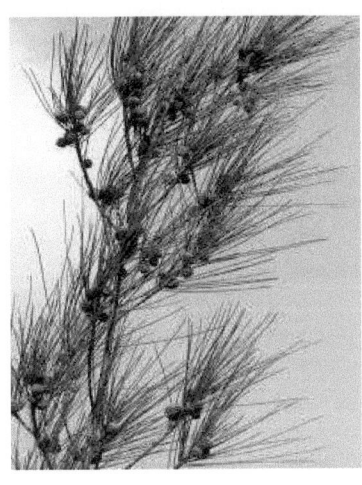

- **Царство:** Растения (Plantae)
- **Подцарство:** Tracheobionta
- **Подотдел: Spermatophyta**
- **Отдел:** Magnoliophyta
- **Класс:** Magnoliopsida
- **Подкласс:** Hamamelididae
- **Орден:** Казуарины
- **Семейство:** Казуариновые
- **Род:** Казуарина Румпф
- **Виды:** *Казуарина равнолистная (Casuarina equisetifolia)*.

№	Языки	Общие названия
1.	Английский язык	Австралийское бифвуд, пляжный дуб, свистящая сосна, бифвуд, ру, болотный дуб, казуарина, дуб, дикий перец, морская сосна, береговой дуб, хвощ казуариновый, хвощевое дерево, железное дерево, австралийская сосна
2.	Хинди	вилаяти сару, джангли джао, джангли сару, савукку
3.	Индонезия	ару, темара лаут, джемара лаут, ай самара, эру
4.	Китайский	му ма хуанг, пу тонг му ма хуанг.
5.	Испанский	Пино, Пино д'Австралия, Пало де Буэй
6.	Японский	мокумао, огасавара-мацу.
7.	Амхарский язык	арзелибанос, шевшеве.
8.	Фиджийцы	ноконоко
9.	Бенгалия	джау, джау, белаити джао
10.	Малайцы	мрак, ру/ ру макет, ру макет, ру
11.	Бирманский	розовый тинь-ю, тинь-ю

РАСПРОДАЖА

Настоящим местом произрастания Casuarina equisetifolia является Юго-Восточная Азия, Австралия, а также Полинезия. Обычно она встречается на субтропических и тропических побережьях, на перешейке Таиланд-Кра, в южной части Мьянмы и на севере Австралии, через Малайзию, Полинезию и Меланезию. В некоторых тропических странах Южно-Тихоокеанского региона его выращивают как лечебное растение или как декоративное для ветролома. Как во влажных, так и в сухих зонах он обычен на морских берегах, склонах, побережьях на неровных сугробах и в открытых лесах. [21-23] Род родом из Австралии, с продолжением в Новой Гвинее, Индии. Кроме того, он распространен на островах Маскарен, Новая Каледония, в Юго-Восточной Азии. Существует четыре развитых вида семейства казуариновых: 1. Казуарина глаука 2. Казуарина равнолистная (Casuarina equisetifolia) 3. Casuarina cunninghamaina 4. Casuarina junghuniana. Куддалор, Канчипурам, Тируваллур, Танджавур, Виллупурам и Раманатхапурам - вот те места в Тамилнаде, где в основном произрастает это дерево. На песчаных почвах в глубине страны оно также встречается. [7] Древесина Casuarina equisetifolia скручивается только в высушенном состоянии, она исключительно толстая, с явной плотностью 0,83, трудно распиливается и расщепляется. Она используется как круглая древесина, прежде всего для изготовления радиаторов, для свай, а также для ограждений, стволов и стропил, и как частичная древесина для ограждений, свай и черепицы, особенно из-за твердого характера древесины. Ее называют лучшей кучей древесины во всей стране, так как она потребляет первоклассную топливную древесину с необычайной интенсивностью, например, 5000 Ккал на килограмм. Деревья растут на приморском песке, особенно в Китае, и широко используются для создания ветрозащитных полос. Казуарина (Casuarina. equisetifolia), хотя и привлекательная в мегаполисах, оказалась небезопасной в связи с тем, что во время тропических штормов она может свалиться или сломаться. [17] В основном его использовали для лечения таких заболеваний, как диабет, расстройство кишечника, диарея, гонорея, тревожные расстройства, остановка, хак, воспаление кожи, болезни горла и язва желудка. [24-26] Как бы то ни было, вяжущее свойство является основным свойством коры удали и используется при беге, диарее, язве желудка и тревожных расстройствах. При коликах листья использовались как спазмолитическое средство, а надземные части - как гипогликемическое. [20,27] Семена использовались как спазмолитическое, противодиабетическое и антгельминтное средство. [28]

ОПИСАНИЕ

Морфологически эти деревья Casuarina equisetifolia являются моноэкологическими. И мужские, и женские цветки имеют светло-коричневый цвет. Соцветия неопределенные и мелкие. На кончиках листовых веточек имеются мужские розы, в то время как на ветвях имеются женские розы, что подразумевает, что они находятся под листовыми веточками. Женские цветки морфологически изменены, от 1/2 до 3/4 дюйма, например, от 1,3 до 1,9 см шириной, твердой природы, бородавчатые, коричневого цвета, похожие на сосновые шишки. Семена органических продуктов крылатые. Листья расположены в мутовках по 6-8 вокруг зеленых, 1/32 дюйма, т.е. 1 дальний, от 9 до 15 дюймов, например 23-38 см в длину, маленькие и чешуйчатые, как кажется. Веточки листьев, похожие на сосновые иглы, являются основными атрибутами этого цветка. Веточки листьев особенно суставчатые. Отмершие, коричневые, а также опавшие веточки листьев устилают землю под деревьями, как сосновые иголки. Деревья имеют извилистый вид, ветви изящны и направлены вниз, а кора на более взрослых деревьях снаружи растрескавшаяся, а внутри сизовато-красного цвета. Кора суровая, тускло-коричневого цвета. [18,21]

Цветы

Казуарина равнолистная (Casuarina equisetifolia) - растение, которое можно держать обеими руками и которое ничем не примечательно. Женские цветки маленькие, а мужские - в конусах. Женские цветки образуются в собраниях. В течение всего года развитие цветков растения в основном происходит в период с февраля по апрель и с сентября по октябрь. После не очень длительного периода всходов женские цветки зацветают, но в соответствии с мужскими цветками цветение происходит в основном после двух лет всходов. Ветровое оплодотворение имеет большое значение и происходит в этом растении Casuarina equisetifolia[29].

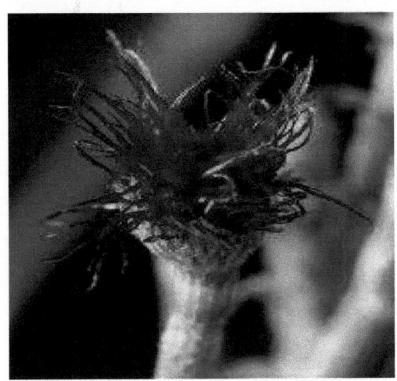

Фрукты

Продукт этого растения крошечный. Плетенка имеет крылатые ореховые листья, и каждое из них содержит одно семя. Органические продукты имеют конусообразную форму длиной 0,75 дюйма (2 см) и содержатся в древесине. Старение натуральных продуктов происходит в течение длительного периода с июня по декабрь. Продукты Casuarina equisetifolia представляют собой шаровидные, деревянистые шишки и готовые шишки темного или, по всей вероятности, карамельно-красного цвета, содержащие большее количество крылатых семянок, каждая из которых оборачивает единственное семя, являющееся значительной частью семени. В каждой шишке семян около 70-90 семян светло-землистого оттенка. [29]

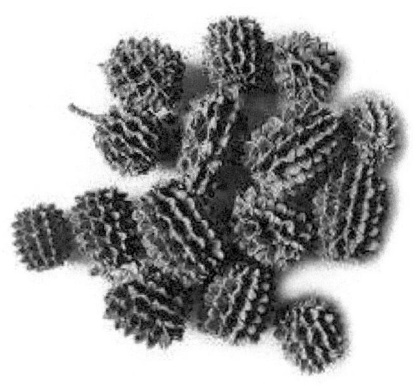

Листва

Ветви имеют серовато-зеленый цвет. Ветви очень тонкие, длиной от 4 до 8 дюймов и от 10 до 20 см, и выглядят как сосновые иголки. [29]

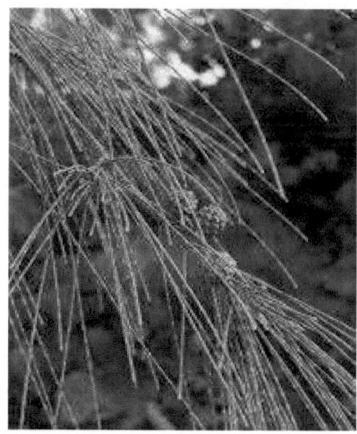

Кора

Кора слабая, используется для обдирки и имеет розово-коричневый цвет [29].

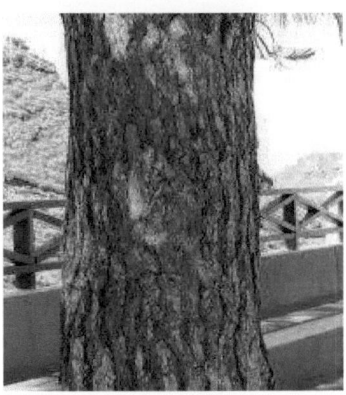

Листья

Листья исключительно маленькие, окруженные и по шесть-восемь в мутовках, это отличительный компонент данного растения в отличие от других растений этого вида, а ветвистые листочки срастаются с листьями. [29]

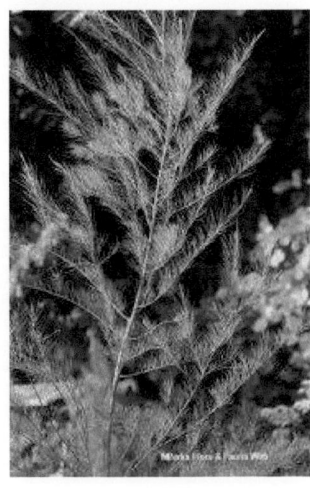

Семена

Растение Casuarina equisetifolia является двудомным растением, то есть как мужские, так и женские особи этого растения развиваются независимо друг от друга. Из всех обитателей этого растения женские растения составляют около 42%, мужские - 56%, а 2-3% растений не имеют половых признаков. Собирают его, как правило, с 5-6-летних деревьев до того, как с них опадут зрелые шишки. Крылатые семена выделяют после высушивания на солнце в течение 3-4 дней после их осыпания, а затем после разделения крылатых семян их можно снова высушить в течение 3-4 дней. [29]

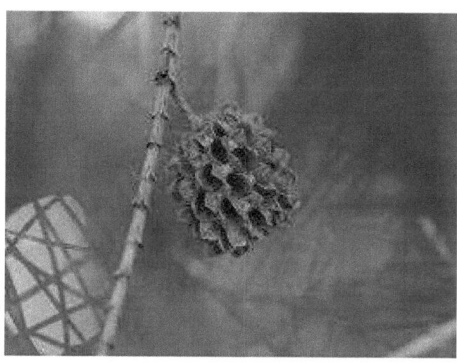

ФИТОКОНСТИТУЕНТЫ

Casuarina equisetifolia с помощью различных растворимых концентратов используется для завершения фитохимического исследования субъективно с различными частями растения. Сопровождающие некоторые дополнительные метаболиты доступны в альтернативных частях растения, это алкалоиды, сапонины, фитостерин, терпеноиды, фенольные соединения, дубильные вещества, флавоноиды, гликозиды.

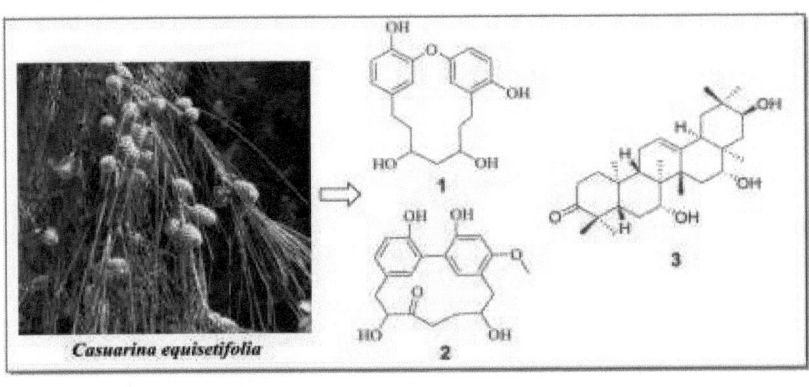

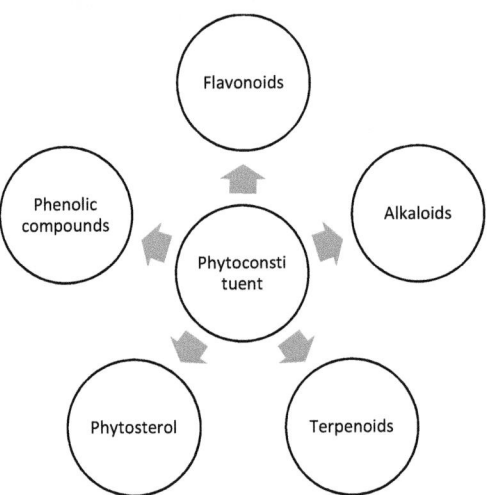

> **Флавоноидные соединения**

Основными флавоноидными компонентами, присутствующими в растении Casuarina equisetifolia, являются каемпферол, кверцетин, рутин, гесперетин, наренгинин, суфлавон купрес, изокверцитрин, югланин, соединения никотофлорина, имеющиеся в кусочках растения Casuarina equisetifolia.

> **Алкалоиды**

Основным алкалоидом, содержащимся в растении, является казуарин. Это синтетически глубоко оксигенированные пирзолидиновые алкалоиды.

> **Терпеноидные соединения**

В листьях и масле органических продуктов распознано около 76 терепеноидных соединений. Лупеол, дополнительно называемый лупаном (пентациклический тритерпеноид), который находится в 3-бета-положении водорода, доступен и представлен под названием - Gracious gathering. В органических продуктах масел сесквитерпены отсутствуют. Значительные смеси представлены 1,8-цинеолом (13,1%), а также монотерпеновыми углеводородами (29,3%), оксигенированными монотерпеноидами (16,2%), пентадеканалом (32,0%), сесквитерпенами (29,3%), алифатическими (40%). Основными компонентами являются кариофиллен-оксид в 11,1%, транс-линалоол-оксид в 11,5%, что выше, чем 1,8-цинеол в 9,7%.

> **Фитостериновые соединения**

Из растения получают β-ситостерин, холест-5-ен-3-β-старый стигмастерин, подчиненные холестерины, имеющие стериновое ядро.

> **Фенольные соединения**

Эллаговая коррозия, галловая коррозия, катехин, эпикатехин, проантоцианидины, прокатехуиновая, п-кумаровая, хлорогеновая, пирогаллол, гидрохинон, протокатионовая, сиринговая, парагидроксибензойная коррозия, салициловая коррозия, ванниловая коррозия, розмариновая - фенольные соединения с полифенольными кольцами, выделенные из листьев, натуральных продуктов, экстракта коры. [30-36]

ФАРМАКОЛОГИЧЕСКОЕ ЗНАЧЕНИЕ

Антигистаминная активность

Метанольный концентрат древесины казуарины равнолистной (casuarina equisetifolia) был использован для завершения лечения аллергии с помощью каталепсии, вызванной клонидином. Препятствие передаче дофамина или рост числа рецепторов происходит из-за каталепсии, которая является воздействием, спровоцированным лекарством. Клонидин, введенный мышам путем коллективного введения, ускоряет погашение рецепторов, наконец, вызывает каталепсию у мышей. Разрядка рецепторов снижается у мышей с клонидиновым трансом после введения этанолового концентрата древесины казуарины равнолистной (casuarina equisetifolia), что связано с оседанием клеток полюса, а также со свойствами анаболических стероидов. [12]

Антимикробная активность

Безопасность создается микроорганизмами, поэтому адекватность антимикробных препаратов и химиотерапии снижается, что приводит к поиску новых веществ для сдерживания микроорганизмов, наконец, на первый план выходят обычные источники. Растительные выделения используются для передвижения. Следовательно, антимикробное и укрепляющее клетки движение рассматривается в отличие от микроскопических организмов и ростов с использованием водного, $CH_3)_2CO$ и этанольного концентрата различных частей casuarina equisetifolia. Действие осуществлялось с использованием стратегии диспергирования пластин. Было выявлено сильное антимикробное воздействие. Для оценки антимикробного действия использовались такие микроорганизмы, как S. aureus, E. coli, B. substiles, P. vulgaris, A. niger. При рассмотрении концентратов этаноловый экстракт оказался наиболее эффективным. Наиболее сильное ограничение показали концентраты $CH_3)_2CO$ казуарины равнолистной, зона препятствия которых составила 29 мм и 26 мм, в то время как зона препятствия этанола и метанола составила 16 мм. [37,38]

Антиоксидантное действие

Антиоксидантная активность измерялась по двум моделям

1. (FRAP) Восстановление железа/антиоксидантная сила

2. (DPPH) 1,1-дифенил-2-пикрилгидразиновая активность радикалов.

В целом, отличная сила ферритного ослабления/предотвращения рака и действие DPPH по революционному разрушению подтверждается плотными дубильными веществами, которые были извлечены из C. equisetifolia. [39] Укрепление клеток Casuarina equisetifolia было проведено с использованием DPPH (2,2-дифенил-1-пикрилгидразил) для исследования свободного экстремистского поиска, которое было проведено с отличным результатом. Casuarina equisetifolia продемонстрировала солидное противораковое действие (DPPH свободное революционное разрушающее действие) в отличие от стандарта аскорбиновой коррозии, где IC50 = 27,71 мкг/мл. [40]

Противодиарейная активность

Враждебное к диарее воздействие этанолового концентрата казуарины равнолистной (EECE) осуществлялось с использованием таких существ, как грызуны. Более того, для завершения противодиарейного действия концентрата этанола казуарины равнолистной использовали метод ослабления кишечника под действием касторового масла, метод сбора содержимого кишечника и модели малого пищеварительного тракта у грызунов. Для определения веса и объема желудочно-кишечного содержимого, которое было вызвано содержанием касторового масла, использовалась методика объединения кишечника. EECE в дозах 200, 300 и 400 мг/кг ро в целом (P меньше 0,001) уменьшил повторяемость и консистенцию пробежек, вызванных касторовым маслом, и уменьшил объем помета по сравнению со стандартным препаратом дифеноксилатом (5 мл/килограмм, ро), который отвечает за огромное уменьшение результата отхода за счет повторения помета. Уровень наибольшего расстояния, пройденного углем, разделенным на всю длину тонкой пищеварительной системы, является скоростью прохождения желудочно-кишечного тракта. При существенном ограничении ($P<0,001$) касторового масла уголь проходил наибольшее расстояние благодаря EECE в дозах 200 и 400 мг/кг. EECE показал результат, выражающийся в снижении нагрузки и объема желудочно-кишечного тракта, количества некрепкого стула, а также в умеренном снижении скорости пищеварения. [41]

Гипогликемическая активность

Авиационные части и семена Casuarina equisetifolia обычно используются для противодиабетического лечения. Для подтверждения гипергликемического действия коры казуарины равнолистной был использован этанол в качестве растворителя. После приема этанола уровень глюкозы в крови снизился на седьмой день. В другом обзоре исследователи изучили антидиабетическое воздействие этанольного концентрата коры казуарины (Casuarina equisetifolia) на грызунов, получавших стрептозоцин. [41]

Гептопротекторная активность

Определить фармакологическое значение casuarina equestifolia в гептопротекторном действии. Гептопротекторное действие было показано на грызунах, которым вводили CCl4. Грызунам вводили CCl4 путем внутрибрюшинной инфузии. После введения CCl4 у грызунов начиналось поражение печени. Затем грызунам вводили мтаноловый концентрат казуарины равнолистной путем межбрюшинной инфузии в дозе 500 мг/кг массы тела[42].

Противовоспалительная активность

Экстракт коры дерева продемонстрировал снижающую жизнеспособность при различных концентрациях (20, 40, 60 и 80 г/мл). При сравнении с этанолом и водой метанольный экстракт коры показал наилучшее сдерживающее движение, а наиболее экстремальное/выраженное тормозящее действие (84,6 ± 0,26) и (IC50 33,6 ± 0,23 О1/4 г/мл) дополнительно наблюдалось при 80 О1/4 г/мл для метанольного экстракта корня, демонстрируя непревзойденное успокаивающее действие in vitro[43].

Антибактериальная активность

Нерафинированные концентраты Casuarina equisetifolia содержат целый ряд фитоконституентов, включая фенолы, флавоноиды, дубильные вещества и терпеноиды, которые отвечают за восстановительную жизнеспособность растения при разделении с помощью растворителя. Обзор показал, что метанольный корневой экстракт Casuarina equisetifolia в сочетании с синтетическими веществами, выделенными с помощью ГХ-МС, является перспективным в качестве восстановительного средства из-за его высокого врага бактериального действия. В настоящее время проводятся дополнительные исследования по выделению, обеззараживанию и изображению фармакологически динамичных частиц, содержащихся в этих биоактивных веществах. Синтетика, которая была распознана, может быть использована в качестве причины для создания новых мощных антибактериальных препаратов с существенно меньшими или отсутствующими недружественными эффектами.[46] Концентрат корня дерева показал наиболее заметную зону препятствия против Proteus vulgaris, Shigella sonnei, Bacillus subtilis, Staphylococcus aureus и т.д.[47] Враждебные к гистаминовому действию мыши с клонидиновой каталепсией были направлены внутривенно с метанольным концентратом древесины дерева для проверки его противоаллергенного действия. Впоследствии рецепторов было доставлено меньше, возможно, в результате оседания клеток полюса или качества аллергического препарата[43].

Антидиабетическая активность

Различные специалисты показали, что это дерево является потенциальным источником природно-динамических синтетических веществ для лечения диабета.[45] Диабет облегчается при использовании экстракта (жидкость, этанол, метанол) из частей дерева, таких как семена, листья и так далее. Это говорит о том, что у него есть потенциал в качестве нового, регулярного лекарства для лечения диабета и его последствий. В состав концентратов входили такие вещества, как дубильные вещества, флавоноиды, сапонины, фенолы, алкалоиды и снижающие уровень сахара. Уровень глюкозы в крови грызунов-диабетиков, обработанных этанолом, водой и метанолом, снизился на 64%, 59% и 58% в отдельности, а экстракты листьев также снизили уровень глюкозы и холестерина, что делает их многообещающим регулярным средством для улучшения лекарственных препаратов при лечении диабета и дислипидемии[49].

Антиспазматическая активность

Рецепторы, ацетилхолин, хлорид бария и хлорид калия (спазмогены) вызывали уменьшение сжатия подвздошной кишки при соединении с метанольным концентратом коры стебля. Концентрат усиливал действие нифедипина, показывая, что он обладает антигистаминными, антимускариновыми и препятствующими кальциевым каналам свойствами. Отмечено спазмолитическое воздействие, которое может быть обусловлено наличием в экстракте флавоноидов и дубильных веществ[43,51].

Противоязвенная/гастропротекторная активность

На бледнокожих грызунах оценивали противоязвенное действие этанольного концентрата дерева, используя модели язвы желудка, вызванной этанолом, индометацином и холодовым стрессом. Уменьшение язвы желудка после приема этанола было связано с увеличением централизации этанольного экстракта[43].

Противоартритная активность

В различных работах было установлено, что метанольный концентрат продукта Casuarina equisetifolia продемонстрировал сильную вражескую связочную и смягчающую активность из-за высокого содержания полифенолов. Отек лап грызунов уменьшался при использовании отдельного натурального продукта Casuarina equisetifolia, и натуральный продукт стандартизировал гематологические и биохимические недостатки при адъювантной боли в суставах у грызунов как на ранних, так и на поздних стадиях CFA-активированной боли в суставах. В этом исследовании не было возможности объяснить точный компонент, посредством которого концентраты уменьшают воздействие адъювантного/продуцируемого артрита[48].

Цитотоксическая активность

В различных обзорах показано, что метанольные выделения листьев Casuarina equisetifolia продемонстрировали впечатляющее цитотоксическое действие в биопробе на летальность креветок в солоноватой воде.[50] С другой стороны, исследования также показали, что при сравнении различных выделений метанольный экстракт в целом имел лучшие показатели естественного и цитотоксического действия. Это делает его перспективным материалом для извлечения наночастиц. При добавлении Au-NPs (наночастиц золота) в метанольный экстракт увеличились поисковые и цитотоксические свойства концентрата, а также ингибирующий эффект концентрата на движение α-амилазы. Экстракт коры также связан со смесью экоаккомодирующих Au-NPs с полезным эффектом в качестве цитотоксических специалистов, метанольный экстракт коры Casuarina equisetifolia является огромным биоресурсом[52].

Нефропротекторная активность

Ученые исследовали возможное нефропротекторное воздействие метанольного концентрата листьев Casuarina equisetifolia на грызунов Вистар с нефротоксичностью, вызванной гентамицином. Было показано, что концентрат, приготовленный из листьев дерева, обладает полезным действием, уменьшая перекисное окисление липидов и повышая внутриклеточный враг оксидантов, защищая от нефротоксичности, вызванной гентамицином[44,53,54].

Лесоводческие характеристики [55]

Климат

Казуарина - быстро развивающийся, прочный, легкоранимый вид для таких местностей и условий, как прибрежные районы, жаркие липкие джунгли и, что удивительно, полузасушливые районы. Дерево не страдает даже от смерчей в приморских районах. Его вполне можно выращивать на высоте до 1500 метров. При низком уровне грунтовых вод оно, как правило, хиреет, а при подъеме уровня грунтовых вод на поверхность - хиреет. Этот вид не размножается и не является ледостойким, однако может переносить низкие температуры.

Температура

В основном выращивается в регионах с тропическим и знойным субтропическим климатом, где среднегодовая температура составляет 280С. Это светолюбивое растение, требующее яркого дневного света для наилучшего развития и продвижения. Средняя экстремальная температура месяца в регионе произрастания составляет 150 - 330 С, однако растение приспособлено к большому количеству температур. На берегах Индийского мыса, где он хорошо растет, температура наибольшей тени колеблется от 35,56 до 41,110 С, а базовая, без сомнения, от 7,22 до 17,220 С.

Дождь

На родине годовое количество осадков колеблется от 700 до 2 500 мм, засушливый период часто длится 6-8 месяцев. Тем не менее, растение эффективно прижилось в регионах с годовым количеством осадков всего 200-300 мм или до 5 000 мм.

Почва

Дерево лучше всего растет на свободных песчаных почвах, латеритах, богатых суглинистых почвах и нескольких илистых местах в открытых регионах, где pH изменяется от 4,8 до 8,4. Предпочитает песчаные почвы с высоким уровнем грунтовых вод в течение всего среднего года. Вид также может произрастать на засоленных и растворимых почвах. Тяжелые, глинистые бескрайние почвы с неблагоприятными отходами неблагоприятны для его развития. На латеритных почвах и на истощенных песчаных почвах должны быть видны большие насаждения. Дерево может прижиться на неблагоприятных почвах благодаря своей способности задерживать азот воздуха. Грунт включает в себя приморский песок, подвижный стерильный песок, ручейный аллювий, песчаную почву с высоким уровнем грунтовых вод, красный верхний слой почвы, красную гравийную почву, твердый латерит и так далее. География простирается от приморских площадок до деликатно волнистого ландшафта. Распространение питомников: Укоренение черенков с филлокладом является общепринятой методикой вегетативного размножения C. equisetifolia (Kumar, 2017).

Способность к фиксации азота

Casuarina equisetifolia участвует во время естественной азотной одержимости путем создания корневых рылец с помощью актиномицетного микроогранизма под названием Frankia (Hardman et al., 2012). Три актиномицета были выделены из поверхностно продезинфицированных корневых рылец C. equisetifolia и морфологически распознаны как Frankia sp., Streptomyces sp. и Micromonospora sp. Этот вид довольно снисходителен к известковым и несколько засоленным почвам и крайне неудачно развлекается на тяжелых почвах, таких как дерновые. Он может переносить полузаболачивание в течение исключительно короткого периода времени.

Используется

Существует огромный интерес к валам из казуарины для платформы, фокусировки, материала и так далее. Валы широко используются по всей Индии в качестве подпорок при выращивании бананов, томатов, бетеля и т. д. Древесина используется для производства брусьев, строительства лодок, электрических валов, стен, мебели, входных дверей, столбов, нагромождений, стропил, ручек для аппаратов, тележек. Это, пожалуй, один из лучших хворостов на планете с высокой теплотворной способностью 4950 ккал/кг. Широко используется в качестве топлива, а также для производства древесного угля. Он также потребляется в зеленом виде. По правде говоря, когда дерево срубают, оно меняется и рекламируется как минимум в 4 структурах: пни, толстые ветки, лучшие ветки с иголками и заготовки длиной 1 м. Эти предметы удовлетворяют различные потребности как богатых, так и бедных людей. Пни удивительно хорошо подходят для изготовления древесного угля.

Древесина пригодна для изготовления бумажной массы и является перспективным природным веществом для производства бумаги для сочинительства, печати и обертывания. Ее также можно использовать для получения твердых листов и стружки. Кора розово-бордового и сине-темного цвета является тонизирующим и вяжущим средством. Она полезна при расстройстве кишечника и диарее. Ее порошок используется для лечения кожных высыпаний. Примочки из нее считаются сильным средством для полоскания горла, при бери, язвах, закупорке и желудочных кровотечениях. Кора содержит дубильные вещества типа катехола (6-18 %). Новую кору обычно натирают на рыболовных лесках для упрочнения и защиты рыболовных сетей.

Из хвои делают удобрение и используют в качестве компоста. Их измельчают в порошок, растворяют в масле и применяют как лекарство при заболеваниях уха. Их концентрат проявляет враждебное действие на злокачественные новообразования. Фитостерин из листьев растения был признан гипогликемическим, моллюскоцидным, цитотоксическим средством и использовался для лечения тревожных расстройств, расстройства кишечника и гонореи. Дерево имеет важное социальное значение, поскольку его кора широко используется в обычных рецептах для лечения заболеваний желудочно-кишечного тракта и других болезней.

Использование для сохранения окружающей среды

Казуарины образуют прекрасные ранчо в поясе убежищ и, кроме того, помогают сбалансировать песчаные холмы. Усадьба C. equisetifolia может поглощать CO_2 из воздуха и способствует местному круговороту углерода. Обширные усадьбы с покровным поясом выращиваются в приморских районах Западной Бенгалии, Ориссы, Андхра-Прадеша, Тамилнада, Кералы и Карнатаки. Он защищает почву от дезинтеграции, уменьшая скорость бриза. Тонкая организация подповерхностных корней дополнительно защищает почву от ливней и ветра. Благодаря своей способности фиксировать барометрический азот, он работает на экологически неблагоприятных почвах.

Кроме того, в нейподробно описаны негативные природные последствия вторжения казуарины: уничтожение местной растительности [56], блокирование территорий расселения океанских черепах и крокодилов поваленными деревьями [57] и нарушение дыхания, вызванное пылевой нагрузкой [58].

Роль Casuarina Equisetifolia в синтезе наночастиц

Наноинновации - самая свежая и одна из самых обнадеживающих областей исследований в современной науке и технике. Металлические наночастицы находят огромное применение в медицине, науке, материаловедении, физике, науке, органической маркировке.

Экологически чистый синтез наночастиц сливера

В данной работе сообщается, что зеленый союз битовых наночастиц был смешан из уменьшающихся специалистов восстановительно-значимых листьев casuarina equisetifolia отдельно. Смешанные битовые наночастицы были определены по разнице в разнообразии, уф-визуализации SPR-эффекта при 425 нм, FTIR-спектру и XRD-исследованиям. Наночастицы Ag имеют круглую форму с размером 14-50 нм. Фитохимические вещества, например, полифенольные соединения танина, каемпферола, катехина и галлокатехина, из листьев казуарины удаляют, по-видимому, принимают участие в уменьшении и оседании специалистов в комбинированных наночастицах Ag. [59]

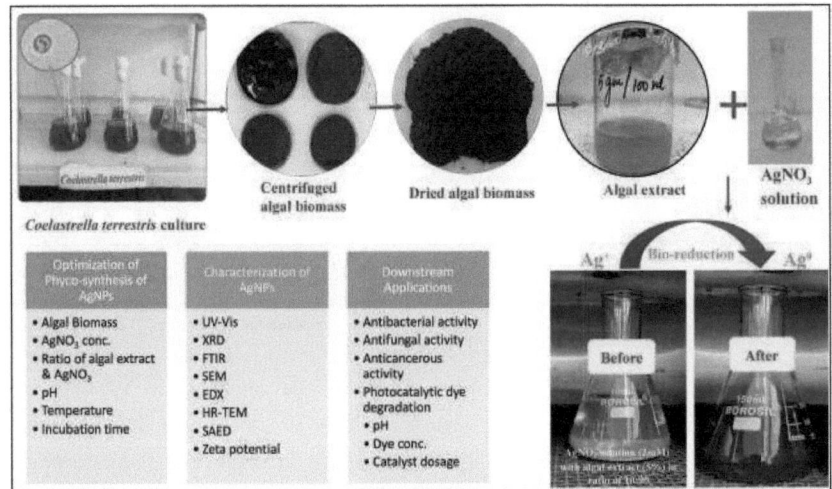

Используется для производства бумажной массы

Пюре из этого дерева широко используется в бумажном производстве. При использовании метода беспримесного сульфитного полусоединения было доказано, что из древесины Casuarina equisetifolia получается великолепная бумажная масса. В любом случае, трудности с разделением этой чрезвычайно твердой древесины препятствуют процессу варки[25].

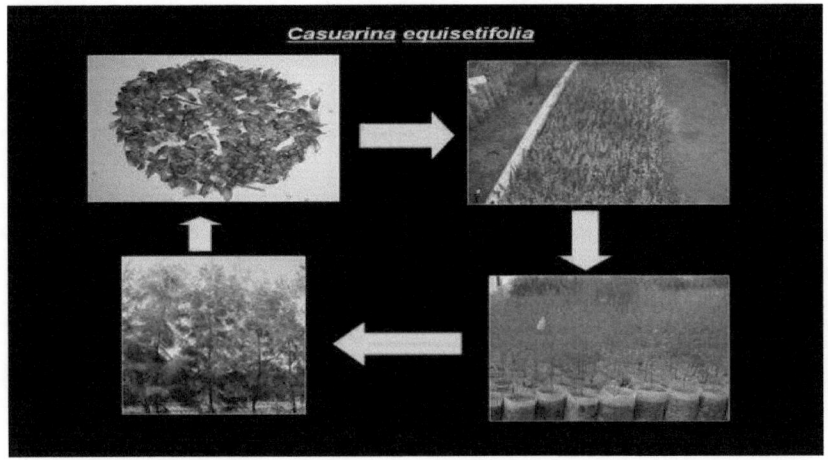

Полезен для борьбы с эрозией

Виды казуарины предназначены для ограничения дезинтеграции почвы за счет уменьшения дезинтеграции от ветра, а также за счет формирования подстилки из взаимосвязанных иголок, защищающей от ливней и ветра, и делают это с помощью своих тонких подземных корней[60].

Несколько видов казуарины полезны для защиты берегов рек, уменьшения дезинтеграции почвы, выравнивания песка и так далее. Содержит.

Как C. equisetifolia (австралийская сосна), так и C. cunninghamiana (ручьевой дуб) особенно известны своей способностью защищать берега рек. C. equisetifolia часто используется для заселения песчаных почв.

Для борьбы с дезинтеграцией может подойти такое дерево, как C. glauca (болотный дуб), обладающее большим количеством корневых отростков, поскольку оно способно разрастаться и удерживать землю, особенно на крутых горных склонах или в местах, подвергшихся размыву. Кроме того, опавшие листья и ветви дерева обдувают неплодородную почву, покрывая ее и препятствуя распаду, а также создавая оптимальный климат для выращивания обычных растений.

Используется для защиты от ветра

Дерево обычно используется в качестве ветрозащитной полосы. C. equisetifolia можно встретить в таких регионах, как Северная Африка, Западная Африка, Центральный Восток, Индия, Южный Китай и т. д. Благодаря наличию большого количества разнообразных веерообразных ветвей, ветровая энергия действительно поглощается. Помимо защиты от ветра, дерево обладает различными свойствами, которые делают его отличным решением для создания укрытий/ветрозащитных полос, включая устойчивость к широкому разнообразию почв и условий, независимость от азота, быстрое раннее развитие, подходящий уровень и прочность, густую крону и пригодную для использования древесину. Очень интересно, чтобы этими качествами обладало одиночное дерево; часто для создания укрытий требуется не менее двух видов, чтобы уменьшить силу ветра[60,61-62].

Полезно для сохранения устойчивости песчаных дюн

Дерево используется для предотвращения разрушения пляжей и эстуариев, поскольку оно способно выживать в резких, сухих условиях и эффективно размножаться в песке[60].

Применяется в процессе дубления

Это дерево, произрастающее на Мадагаскаре, издавна разрабатывалось как источник танина. Таннин, которого много в этом растении, используется для обработки шкур аллигаторов и сохранения надежности рыболовных лесок. Быстро проникающие в организм танины придают телячьей коже гибкость, прочность и светло-розовый цвет. Дубильные вещества также могут быть извлечены из различных видов казуарины[60,63].

Используется в качестве дров

В Китае и Индии его используют в основном для растопки. Его называют "лучшим хворостом на планете" из-за высокой теплотворной способности - 4 950 калорий или 8 910 БТЕС. Когда земля на китайском приусадебном участке истощается от переизбытка растений, владельцы ранчо часто засаживают ее казуариной. Это позволяет земле отдохнуть, восстановить спелость (дерево может фиксировать азот из воздуха) и получить значительный актив (развивающийся хворост), который можно выгодно продать.[60] Благодаря способности фиксировать азот, из дерева получается идеальный энергетический урожай биомассы, сусло и другие современные продукты.

Сохранение и мелиорация почв

Растение широко распространено в прибрежных районах для восстановления почвы и борьбы с ее дезинтеграцией. Благодаря выращиванию этого вида удалось восстановить различные участки земли на океанском побережье, где могут быть представлены различные виды. Этот вид также целесообразно использовать для озеленения берегов, эстуариев, берегов ручьев и рек. Его используют в качестве вечнозеленых изгородей, покровных поясов, ветрозащитных полос, дорожных деревьев и в качестве песчаных фолиантов. Кроме того, его предлагают использовать в агролесоводстве и социальной службе рейнджеров [64].

ГЕНЕТИКА И СЕЛЕКЦИЯ ДЕРЕВЬЕВ

Наземные породы Casuarina equisetifolia [65]

Организация по наследственным качествам и размножению деревьев в 1992-1995 гг. провела программу определения многолетних поместий Casuarina equisetifolia, направленную на создание высокоурожайных клонов. Исследование проводилось в Чидамбараме (11о 24' с.ш., 79о 44' в.д.), Ченгалпете (12о 42' с.ш., 80о 01' в.д.) и Тиручендуре (8о 30' с.ш., 78о 11' в.д.) в штате Тамилнад. Отобранные таким образом 106 клонов были собраны в банк клонов и сад дупликации для массового размножения. Затем была проведена еще одна программа отбора на 8-10-летних ранчо, расположенных на целевых направлениях в условиях солености, щелочности, засушливого сезона, а также в больных и пораженных болезнями усадьбах. Был отобран 51 ЦПТ с высокой силой определения 1 из 10 000, и 45 из них были собраны в банке клонов в Коимбаторе. К настоящему времени 229 клонов C. equisetifolia доступны в банке клонов IFGTB, который включает в себя выбор различных партнеров. [1] (2001).

Отбор провенансов Casuarina junghuhniana [66]

Casuarina junghuhniana произрастает на индонезийских островах Ява, Тимор и Ветар. Чтобы расширить наследственную базу этого ожидаемого вида, IFGTB провела два предварительных полевых опыта в Пудучерри и Панампалли, чтобы выбрать наиболее распространенные варианты. В этих полевых испытаниях участвовали 10 провансов C. junghuhniana ssp. junghuhniana из Индонезии, шесть провансов подвида timorensis из Индонезии и семь сеянцев наземной расы из Кении и Танзании. Провансы с Тимора и песков Ветар показали лучшие результаты по сравнению с провансами с Явы и сеянцами наземных рас из Кении и Танзании. Прованс из Восточного Тимора стал расти на 38 % быстрее, чем соседний сеянец с практически эквивалентной толщиной древесины. Концентрационные исследования показали, что C. junghuhniana обладает большей фотосинтетической эффективностью, устойчивостью к засухе и засолению, чем C. equisetifolia. Толщина древесины провенансов варьировала от 0,54 до 0,73 г/куб. см в 4-летнем возрасте в Пудучерри. Общая средняя толщина C. junghuhniana оказалась не совсем такой, как у C. equisetifolia. Самая большая толщина среди провенансов C. junghuhniana была зафиксирована для провенанса Camplong (0,73), что равнозначно соседнему участку C. equisetifolia в Пудучерри (0,7). Для этого вида были заложены семенные плантации, и семена предоставляются древоводам. Выделение высокоурожайных сортов (провансов, семейств и клонов) и крупномасштабное производство их семян на семенных плантациях существенно увеличило создание древесных насаждений казуарины.

Оценка генного разнообразия, эффективности селекции, размера популяции и генетического прироста в садах с саженцами [67]

Два предварительных провенанса, каждый из Casuarina equisetifolia и C. junghuhniana, которые были полностью переведены на плантации семян после ранней оценки и уменьшения для устранения некондиционных провенансов и деревьев внутри провенансов, были проверены на пригодность к выращиванию. Массовые семена, полученные от более чем 25 родительских деревьев в каждом семенном участке, были использованы для закладки трех предварительных провенансов в рандомизированном блочном плане в приморских и внутренних районах. Один из предварительных участков C. equisetifolia, расположенный в Садиваяле в Тамилнаде, был заложен для сохранения семейных данных в качестве предварительного участка "происхождение - потомки". В обоих видах казуарины прослеживались четкие закономерности перехода от побережья к внутренним районам. Плодоношение было более разнообразным во внутренних районах, однако ориентация была в значительной степени сравнительной в обеих областях. На внутренних плантациях, в отличие от прибрежных, было много нецветущих деревьев. Опыление и образование семян на одно дерево было в любом случае выше на внутренних участках, что привело к наклонному дизайну богатства на внутренних плантациях. Неразмноженные плантации отличались удовлетворительным разнообразием обоих видов Casuarina по сравнению с признанным семейным потомством. Между уровнем деревьев и богатством не наблюдалось значительной связи. Таким образом, определение уровня богатства без учета богатства не будет способствовать увеличению численности в будущем. Две плантации саженцев C. equisetifolia и C. junghuhniana, заложенные по уменьшающимся предварительным признакам в приморских (Пудучерри) и внутренних районах (Карунья и Панампалли) Южной Индии, были оценены на предмет полового сочетания и разнообразия спелости. Более 80 % деревьев на плантациях C. equisetifolia были плодовиты в двух направлениях с сопоставимым количеством (почти в два раза) женских деревьев и эквивалентным количеством моноэцичных и нецветущих деревьев. На плантации C. junghuhniana, расположенной на берегу моря, количество созревших деревьев было в два раза больше, чем на плантации, расположенной в глубине материка. Плантации, заложенные в прибрежном климате, отличались меньшим разнообразием плодов и, соответственно, более высоким разнообразием у этих двух видов. Приморские участки имели большее количество деревьев, способствовавших созданию семян, чем внутренние районы. Такие меры, как обязательный отбор семян с огромного количества деревьев и представление преобладающих провансов с низкой спелостью, будут полезны при проверке сортовых недостатков во время обучения Два предварительных наследственных дополнения были заложены для Cauarina equisetifolia и C. junghuhniana в различных районах, чтобы проверить выставку семян, собранных с семенных плантаций. Семена C. junghuhniana с этих двух плантаций были лучше, чем другие сеянцы казуарины предварительной на одном участке. На последующих участках различия были невелики. Таким образом, ранние образцы показывают, что низкий сорт, возникающий из-за неудачного цветения и родственного спаривания на племенных плантациях, проявляется в некачественном исполнении потомков. Непородистые плантации в большинстве своем поддерживают достаточное разнообразие и впоследствии не дают врожденного потомства.

Биология репродукции Casuarina equisetifolia [68]

Цветение, очевидно, происходит в два сезона: первый - в конце сентября - декабре, который является значительным, а второй - в конце мая - июле - более ограниченным. Существует большое разнообразие в дизайне цветения между различными партиями семян. Натурализованные семенные участки, например, Южный Аркот и Орисса из Индии, быстро начинали цвести через 12-14 дней после посадки. Большинство сеянцев достигали репродуктивной зрелости через два года. Но на индийских сеянцах в разных частях сеянцев было большое количество людей, которые не подавали признаков цветения даже через 4 года. Мужское цветение: Как у однодольных, так и у двудольных растений мужская стадия цветения наступала раньше женской. Цветение мужских особей носит обширный характер с основным эпизодом, длящимся 7-14 дней, за которым следуют 5-6 нерегулярных эпизодов, длящихся 2-3 дня. Эти эпизоды растянуты на 2-3 месяца. Женское цветение: Женское цветение, как правило, однократное и длится 7-10 дней. В редких случаях они могут цвести несколькими короткими сериями, длящимися 3-4 дня. Как правило, такое цветение происходит с полностью созревшими бутонами, которые остаются вялыми. Те, которые достигли развития, демонстрируют степень своего концептуального результата от небольшого количества до обильного. Фенология плодоношения: Саженцы сильно колебались по урожайности органической продукции с одного дерева. Промоции Южный Аркот и Орисса из Индии и Бичай, Китай, показали чрезвычайно весомый курс натуральных продуктов от 3000 до 5000 на каждое дерево. Сеянцы Бенина, Таиланда, Саравака и Фиджи показали умеренный задел в 1200 - 1500 органических продуктов. В отличие от вышеупомянутых промо-акций сеянцы из Кении, Северной Австралии, Соломоновых островов и Гуама показали низкое плодоношение (200 - 500 шишек). Самый низкий набор натуральной продукции был отмечен на сеянцах из Египта. Что касается показателей натуральной продукции, то по ширине и длине наиболее развитыми оказались сеянцы из Индии, за которыми быстро последовали сеянцы из Бичаи, Китай. Наименьшее количество развитых натуральных продуктов было создано на сеянцах Соломоновых островов и Ранонга, Таиланд. Выход семян: Наибольшая урожайность семян с одной шишки была отмечена в Бичае, Китай. Практически сопоставимые показатели были у натурализованных семенных участков Индии. Что касается наполняемости семян, Бенин показал самую низкую наполняемость семян (35,7%), а Египет - самую высокую (71%). Что касается урожайности семян на дерево, которая была экстраполирована из урожайности семян на шишку и количества шишек, то индийские партии семян были самыми высокими - около 20 200 семян на каждое дерево, в то время как наименьшим был сорт из Северной области Австралии - 5900 семян на каждое дерево. Контролируемое внесение удобрений: Опыляемость очень высока - до 95 % при низкой стерильности по прибытии ассортимента. Обычный набор семян может быть получен при 14-21-дневном хранении пыли. Семенной набор был сохранен в клоне TNIPT 7 с его собственной пыльцой. Пыльцевая пестичная коммуникация была обычной с пыльником, проникающим до конца завязи.

Различия в раннем росте и прямостоячести стеблей между открыто опыленными семьями Casuarina equisetifolia в тестах на потомство второго поколения [69]

Оригинальные популяции для выращивания были заложены с использованием семян семейств с замечательным происхождением и семян ландрас в многочисленных районах Андхра-Прадеш, Пудучерри и Тамилнаду. Эти тесты потомков были преобразованы в плантации семян после отсеивания второсортных семей и людей с учетом развития, структуры и устойчивости к болезням тлена и нападению сеялок. Три испытания потомков второй эпохи были проведены в штатах Тамилнад и Андхра-Прадеш с использованием семян открытого опыления 207 необычных женских деревьев, отобранных с семи исходных плантаций. Были отмечены различия в развитии и прямолинейности ствола этих семей в возрасте одного года (Челанчери) и двух лет (TNPL и Тирупати). Наблюдались значительные контрасты по уровню, расстоянию в поперечнике и объемному файлу между семьями и исходными плантациями, которые послужили источником семян в каждом из трех районов. Прямолинейность ствола семей и плантаций, оцененных в первый год в Челанчери, также существенно различалась. В условиях обводненных сельскохозяйственных угодий в Челанчери наблюдалось наилучшее развитие среди трех районов, где средний прирост по уровню составил 5,08 м, по ширине - 4,22 см, а объемный показатель - 103, за ним следует TNPL со средними приростами 4,23 м, 3,58 см и 73 для уровня, ширины и объемного показателя отдельно в основной год. Во второй год развитие было более значительным в TNPL по сравнению с Тирупати, где уровень составил 8,9 м, расстояние в поперечнике - 6,45 см, а объемный показатель - 475. Семьи, происходящие с плантаций Карунья и Пудучерри, развивались быстрее, чем другие источники в Челанчери и TNPL, в то время как семьи из Раджахмундри были самыми невероятными в Тирупати. Показатели наследуемости в тонком смысле для всех изученных характеристик были от низких до прямых, варьируя от 0,03 до 0,38. Взаимосвязь между атрибутивными характеристиками и возрастом для двух качеств - уровня развития и ширины - была положительной и прочной, в то время как для развития и прямостоячести стеблей связь была слабой. Огромное разнообразие, присутствующее среди потомства второй эпохи и плантаций, с которых они начались, дает возможность как прямого, так и обратного выбора. Дополнительное сокращение исходных плантаций в связи с результатами тестирования потомков и ограниченный ассортимент семян от женских деревьев с высокими эксплуатационными качествами позволит повысить признанное на сегодняшний день наследственное дополнение от этих плантаций. Исключительные деревья из лучших семейств могут быть отобраны для передового репродуцирования и клонального размножения популяций. Поскольку между развитостью и прямостоячестью стебля нет недружественной связи, наследственное улучшение обоих качеств может быть улучшено с помощью одной репродуктивной популяции.

Изучение изменчивости Casuarina equisetifolia

Отбор клонов: [70]

106 фенотипически распространенных деревьев C. equisetifolia были отобраны путем широкого обзора 3-4-летних усадеб C. equisetifolia в прибрежной полосе Тамилнада, выращенных Государственным отделом лесозаготовок (Тамилнаду) и конфиденциальными производителями в Чидамбараме (CH), Ченгалпете (CP) и Тиручендуре (TCR), и собраны в банке клонов IFGTB. Для выбора клонов использовался метод определения рекордов.

Изменчивость биометрических характеристик: [71]

Длина кроны показала самый высокий уровень разнообразия, за которым следуют ширина на уровне груди (DBH) и расстояние между воротничками (CDM) среди всех основных признаков (абсолютный уровень, DBH, CDM, длина кроны, длина кладоды, ширина кладоды и количество основных ветвей) у клонов CH/CP и TCR. Ширина на уровне груди показала более серьезный уровень разнообразия, чем полный уровень в обеих группах клонов. Среди клонов CH/CP лучший клон на 454% превышал норму всех клонов при анализе объемного файла, а различие между лучшим и самым ужасным клоном составило 3192%. Среди клонов TCR лучший клон имел на 308 % больше объемного развития, чем отличное среднее значение объемного развития, и на 1282 % больше стоимости, чем наименее позиционируемый клон.

Генетические параметры, ответственные за изменчивость: [72]

Наибольший генотипический коэффициент разнообразия (GCV) отмечен у клонов CH/CP и TCR в возрасте 8 лет. Измерение на уровне груди, объем плода и CDM также показали более высокие качества GCV в обоих группах клонов. Количество основных ветвей определяло базовый GCV. Количество основных ветвей, длина кладоды, ширина кладоды и уровень полноты показали незначительный контраст между восходящими значениями фенотипического коэффициента разнообразия (PCV) и GCV, демонстрируя, что эти качества были менее подвержены влиянию климата. Уровень полноты сохранил самый сильный стимул для обширной смысловой наследственности у клонов CH/CP, в то время как длина и ширина кладоды зачислили самый большой стимул для широкой смысловой наследственности (H2) у клонов TCR в возрасте 8 лет. Объемный файл и длина кроны показали высокие качества для обширной смысловой наследственности в сочетании с высокими качествами для GCV и наследственного сложения у клонов CH/CP. Высокий GCV показал, что эти качества имеют обширную наследственную изменчивость, а значит, предоставляют большие шансы для развития путем выбора. Уровень показал достаточно высокий стимул для наследственного развития. Для широкого спектра различных признаков, хотя значения наследственности были высокими или умеренно высокими, GCV и развитие наследственности были низкими. У клонов TCR, несмотря на то, что длина кладоды и расстояние между кладодами по всем признакам имели высокие значения наследственности, GCV и развитие наследственности были низкими. В тот момент, когда наследственность была сконцентрирована к северу от 6 лет, наблюдалось незначительное снижение значений для абсолютного уровня в возрасте 4 и 5 лет у клонов CH/CP. Тем не менее, начиная с 6-го года и далее, она рассматривалась как стабильная. Для широкого спектра различных признаков была отмечена тенденция к снижению восходящей экспансивной наследуемости. Аналогичная реакция наблюдалась у клонов TCR в отношении полного уровня, хотя значения наследственности показали возрастающий характер в течение лет для DBH и рекордного объема.

Ассоциативные исследования: [73]

Коэффициенты генотипической связи были выше, чем коэффициенты фенотипической связи для значительной части признаков в клонах CH/CP и TCR, что свидетельствует о том, что связь между этими признаками контролируется наследственно. Среди существенных признаков ширина на уровне груди показала наиболее обоснованную положительную связь с объёмным массивом в обеих группах клонов, за которой следовал CDM. Длина кроны у клонов CH/CP и абсолютный уровень у клонов TCR также продемонстрировали высокие показатели коэффициента наследственной связи с объемным массивом. На наследственном уровне наблюдались устойчивые положительные связи между показателями all out level, DBH и CDM, что свидетельствует о том, что улучшение одного признака может привести к значительному улучшению других признаков. При изучении способа обрезки только длина кроны показала положительное прямое влияние на объем у клонов CH/CP. Как бы то ни было, длина кладоды, расстояние между кладодами и количество основных ветвей оказывали положительное обратное влияние через длину кроны. У клонов TCR, однако, непосредственное влияние множества четырех признаков на файл объема было положительным, длина кроны просто могла записаться в список более значимых. Количество основных ветвей оказывало положительное обратное воздействие (которое было выше, чем его непосредственное воздействие) на объемный файл через этого человека. Концентрация на возрастных связях привела к огромным и положительным связям для полного уровня, DBH, CDM, объема плода и рекорда объема среди всех смесей возрастов (возраст от 3 до 8 лет) на фенотипическом и генотипическом уровнях в обоих клонах CH/CP и TCR. Коэффициенты наследственной связи были выше, чем коэффициенты фенотипической связи. Однако наибольший прирост связи был отмечен между 7 и 8 годами, коэффициенты наследственной связи, полученные между 3 и 8 годами, также были чрезвычайно высокими (>0,90) для каждого из признаков, что свидетельствует о том, что выбор в раннем возрасте (3 года) может быть использован для усиления сложения в единицу времени.

Генетическая дивергенция : [74]

Использование метода D2 Махаланобиса и стратегии группировки Точера позволило объединить клоны CH/CP в 11 групп, а клоны TCR - в семь групп. Среди различных признаков наибольший вклад в наследственные различия внесла объемная пластинка. С учетом расстояния между гроздями и внутри гроздей мужские клоны CH 3004, CH 0401, CP 0207, CP 3903, CH 2604 и CP 1501 и женские клоны CH 2703, CH 2803, CP 3703, CP 0301 и CH 3002 предложены для дополнительных программ размножения из грозди CH/CP. Из коллекции TCR предложены клоны TCR 110202, TCR 090201 и TCR 030101 (мужские) и женские клоны TCR 040204, TCR 120102, TCR 080201, TCR 120203 и TCR 090102.

Проверка устойчивости по периодам развития: В связке CH/CP наиболее устойчивыми клонами (севернее пяти периодов развития) по полному уровню были признаны CP 4202, CH 3002, CH 2803 и CP 3903. Клоны CP 0207, CP 3903 и CH 0401 показали стабильность как по объему фрустума, так и по объему списка. Два клона (CH 3004 и CH 2703), продемонстрировавшие феноменальные качества развития, не смогли закрепить идеальные качества для границ безопасности. Среди 15 лучших клонов TCR с уровнем развития, превышающим уровень all out, 10 были признаны исключительно стабильными в течение всего периода развития. Отдельные клоны были признаны стабильными по DBH (7), CDM (9) и объему плода (10). Клоны TCR 060101, TCR 030202 и TCR 030101 продемонстрировали высокую устойчивость по каждому из четырех признаков. Ни один из клонов не был признан соответствующим давлению или большой стадии развития.

Оценка клонов на основе метода балльной оценки: [75]

Подавляющее большинство клонов в пучке CH/CP (около 80%) развивались практически прямо, вертикально и имели скудные придатки. Среди клонов TCR 37 % клонов имели сильно искривленные стебли и около 50 % - толстые ветви. При учете прямостоячести, вертикальности и толщины ветвей 20 клонов из двух сборов (61 и 47 % по отдельности) были признаны подходящими для создания сусла. Около 67% клонов CH/CP и 30% клонов TCR были признаны идеальными для целей агролесоводства (широкополосного промежуточного посева). По прямостоячести стеблей и усидчивости 61 и 13 процентов клонов из гроздей CH/CP и TCR отдельно были признаны платформой. Восемнадцать клонов CH/CP были признаны свободными от проблем с болезнями, в то время как практически все клоны TCR были признаны неспособными к какому-либо одному (или в смеси) из значительных раздражений/микробов. В целом, скорость укоренения была благоприятной для клонов CH/CP и TCR.

Адаптивные вариации в диких и натурализованных генетических ресурсах Casuarina equisetifolia, связывающие системы размножения, воспроизводство и одомашнивание

Дикие, диковинные и соседские наземные расы Casuarina equisetifolia в джунглях выявили огромные внутривидовые различия в отношении размножения, морфологии и развития. Окрестные наземные расы C.equisetifolia были рано развивающимися и продуктивными в концептуальном результате, в отличие от их скромно повторяющихся поздно развивающихся родственников. Впоследствии для удовлетворения огромных объемов ценного семенного материала отправка высокоурожайных детерминантов соседства может стать чрезвычайно жизнеспособным методом. Клональные семенные плантации могут быть засажены поздними провансами в первый год, а ранние соседские расы могут быть высажены на второй или третий год для получения более примечательного панмиксиса. Анализ шести провансов показал, что половое равновесие и уровень моноэции не претерпели существенных изменений при испытании в приморских и внутриматериковых условиях. Поскольку диэция является важным половым признаком, оценка способности к консолидации у самцов является обязательной и имеет большое наследственное значение для будущих программ обучения. Пыльцевая пестичная коммуникация исключительно нова в том, что, по правде говоря, не многие пыльники получают проход, и их развитие происходит крайне вяло. Кроме того, расширение пыльника происходит исключительно нормально. Моноэциумы дают разумное потомство при самоопылении, но не дают никаких морфологических признаков, связанных с инбридингом. В отличие от стандартных парней, в качестве морфологического маркера можно использовать существенно короткие мужские соцветия. Кроме того, субъективные концептуальные признаки, например, тон, форма и дизайн шишек, могут быть ожидаемыми маркерами в программах межродовой гибридизации.

Результаты селекционных программ [76]

Несмотря на то, что система разведения рекомендовала ассортимент и поставку семян из ССО с пятого года (например, после основного снижения урожая на четвертый год), для обеспечения достаточного цветения и панмиксиса на плантациях деловые поставки были отложены до восьмого года. Цветение обычных сортов, особенно из Юго-Восточной Азии, было очень слабым до шестого года, хотя на участках индийских сортов ландрас цветение было обильным. Поскольку эти сорта являются одними из лучших как в приморских, так и во внутренних районах, низкие регенеративные результаты от них повлияют на наследственное дополнение, которое может быть признано от потомков SSO. Тесты на наследственное сложение, включающие семена, собранные с SSO в возрасте четырех лет, показали, что они не были полностью уникальными по отношению к обычному провенансу (Таиланд) и семенам CSO индийского ландраса. Примерно в возрасте шести лет общее количество цветущих деревьев увеличилось до более чем 80 %, особенно в исключительных провенансах, таких как Таиланд, Малайзия и Папуа-Новая Гвинея. Поставки коммерческих семян начались с восьмого года (2006) после начала программы размножения. В период с 2006 по 2009 год с плантаций этих двух видов было собрано более 100 кг семян, и около 90 % из них было передано различным клиентам. Около 33% предоставленных семян были семенами C. equisetifolia, а остальные - C. junghuhniana. Поскольку скорость высева семян и всхожесть C. junghuhniana намного выше, чем у C. equisetifolia, предоставленные семена могли бы обеспечить выращивание в несколько раз большего количества регионов. Ожидается, что дальнейшие исследования позволят увеличить количество семян на плантациях C. equisetifolia и повысить их всхожесть. До тех пор, пока не появятся более совершенные процедуры по созданию плантаций и питомников, потребность в семенах может быть удовлетворена за счет закладки дополнительных плантаций и размножения клонов. Как правило, семена поставлялись на конкретный участок с плантации, расположенной на участке, сопоставимом по типу почвы, количеству осадков и удаленности от океанского побережья. Развитие потомков плантации было выше, чем у соседнего неизмененного семенного участка на всех участках. На участке перед пляжем потомство C. equisetifolia, выращенное на плантации, в возрасте 3 лет развилось в два раза больше по сравнению с неизмененной C. equisetifolia. Аналогичным образом, сеянцы C. junghuhniana в два раза превысили объемные показатели по сравнению с соседними сеянцами C. equisetifolia в возрасте 5 лет. По меньшей мере на 20% лучше развивались растения, выращенные на ранчо с низким уровнем инфицирования в богарных условиях.

ФИЗИОЛОГИЯ ДЕРЕВЬЕВ [77]

Фотосинтез и адаптация к засухе у Casuarina equisetifolia

Десять саженцев C. equisetifolia, высаженных на предварительном этапе в Пудучерри, были подвергнуты биохимическим исследованиям. Саженцы из Северного Домена (Австралия), Соломоновых островов и Папуа-Новой Гвинеи, Ориссы (Индия), Южного Аркота (Индия) и Китая показали более высокие темпы фотосинтеза (одержимость CO_2) по сравнению с саженцами из Гуама, Фиджи и Египта. Кроме того, у этих сеянцев было обнаружено высокое содержание азота в листьях и действие нитрат-редуктазы. Эти результаты были предсказуемы с учетом информации о развитии, хранящейся в предварительном варианте. Физиологически непревзойденные сеянцы из Ориссы и Северного региона (Австралия) показали более высокий уровень и ширину развития, чем остальные исследуемые сеянцы. Кроме того, они обладали почти в два раза большим количеством пролина и супероксиддисмутазы по сравнению с другими сеянцами, что говорит о том, что они более предпочтительны для адаптации к засушливым условиям, чем остальные. Такие физиологические и биохимические границы могут быть полезны для раннего выбора провансов и клонов для распространения и дальнейшего улучшения.

Характеристики газообмена у клонов казуарины

33 клона C. equisetifolia, отобранные из района Чидамбарам/Ченгалпет (CH/CP) в Тамилнаде и хранящиеся в банке клонов IFGTB, были подвергнуты физиологическим исследованиям в возрасте 4 лет. В результате исследований было выявлено значительное разнообразие физиологических границ, запоминающих WUE для 33 клонов казуарины. Семь клонов, которые показали преобладающее развитие в сочетании с положительными физиологическими характеристиками, включая высокий уровень фотосинтеза, продуктивности карбоксилирования и эффективности использования воды, были выделены как подходящие для выращивания в районах, склонных к засухе. Они могут быть использованы в качестве возможного варианта для уникальных клоновых семенных плантаций для создания качественных семян.

БИОХИМИЯ Casurina equisetifolia [78]

Скрининг клонов Casuarina equisetifolia на устойчивость к засолению с помощью биохимических маркеров

Были проведены испытания для признания разумных биохимических границ в качестве маркеров, что позволяет проводить скрининг клонов C. equisetifolia на стадии питомника на солеустойчивость. В контролируемых условиях в питомнике была проведена оценка солеустойчивости 25 укоренившихся клонов C. equisetifolia с использованием среды Хогланда в качестве среды развития. По истечении 90 дней, в зависимости от степени выносливости, клоны были разделены на 4 группы: открытые (выносят до 250 мМ), среднеустойчивые (до 200 мМ), менее устойчивые (до 150 мМ) и чувствительные (до 100 мМ). Биохимические исследования на содержание растворимых белков, фенолов, пролина, пероксидазы, аскорбиновой кислоты, хлорофилла a, хлорофилла b, полного хлорофилла, антоциана, антоциана: хлорофилла, натрия в корнях и побегах и калия в корнях и побегах были направлены в клоны при зачислении в солонцы. Также были изучены физиологические границы, например, список повреждений пленки, относительное содержание воды, показатели сохранности хлорофилла и морфометрические границы. Также были определены предельные уровни биохимических показателей для характеристики открытых и чувствительных к засолению клонов. Апробация результатов на другой группе клонов показала, что пролин эффективно собирает клоны до половины, белок - до 60%, а фенол и фенол + белок - до 80%. Биохимические маркеры могут быть использованы для скрининга клонов C. equisetifolia на стадии питомника на устойчивость к засолению, чтобы помочь программе улучшения Casuarina. Подходящие клоны могут быть предложены для разумных регионов и рискованных направлений.

Скрининг на устойчивость к засолению у клонов Casuarina equisetifolia в абораторных условиях

Четыре солеустойчивых клона C. equisetifolia (CH-03-02, TCR-11-02-02, TCR-02-01-01 и TCR-08-01-02) и два солеустойчивых клона (TCR-08-02-01 и TCR-03-01-06) были подвергнуты солевому стрессу в резервуарных фермерских условиях. Один из клонов, а именно TCR 11-2-2, выдержал воздействие 340 мМ (2 %) NaCl в течение 30 дней в резервуаре, в то время как другие не выдержали и 8 дней. Концентрации белкового профиля, выполненные у этого клона, показали наличие полипептида с массой 41 кДа на четвертый день после солевого стресса. Отмена солевой нагрузки на восемнадцатый день привела к быстрому снижению уровня этого полипептида. В еще одном изолированном исследовании 84 клона C. equisetifolia были оценены на реакцию на солевое давление при медленно возрастающих концентрациях хлорида натрия от 50 мМ до 550 мМ в ответе Хогланда, и были выделены глубоко открытые (TNIPT-4, TNKBM-407, APKKD-10, APVSP-14 и TNMT-2) и нежные клоны (PYN, JKCE-8, APVJM-33, TNPP-4, TNVM-3 и TNPV-2). Выделенные клоны могут быть использованы для понимания атомных предпосылок солеустойчивости и развития подходов к субатомным маркерам C. equisetifolia, основанных на аффилиации. Выбранные мягкие клоны также могут стать отличными претендентами для дополнительного тестирования в засоленных участках и на набережных. Оценка содержания натрия в корнях и ветвях этих клонов показала, что накопление натрия в корнях или побегах не может быть связано с солеустойчивостью. Тем не менее, соотношение натрия в побегах и корнях может быть соответствующим. В то время как у наиболее чувствительных клонов соотношение [Na+] в побегах и корнях составляло 1,58 ± 0,27, у открытых клонов оно было 0,88 ± 0,11, что свидетельствует о том, что соотношение натрия в побегах и корнях может рассматриваться как один из маркеров для отбора солеустойчивых клонов казуарины. Пролин способствует сохранению первичной честности и осмотической вероятности клетки в различных отсеках клетки. Было оценено влияние кратковременной солевой нагрузки на развитие и уровень пролина в наиболее бессильных (PYN) и наиболее терпеливых (TNIPT4) клонах C. equisetifolia. 90-дневные раметы этих клонов, содержащиеся в условиях стеклянного дома, подвергались постоянному воздействию NaCl в концентрациях от 50 до 650 мМ в течение 4 месяцев. Клоны показали заметные побочные эффекты в виде пожелтения и повисания ветвей при 300 мМ NaCl и полыхания при 500 мМ для PYN и при 600 мМ для TNIPT4. Также было замечено, что PYN не переносит концентрацию соли более 550 мМ, в то время как TNIPT4 способен выдерживать концентрацию соли до 650 мМ. Количество ветвей явно увеличивалось при увеличении концентрации NaCl до 200 мМ в PYN и 500 мМ в TNIPT4, после чего понемногу уменьшалось. Наблюдалось динамичное увеличение пролина при повышении концентрации NaCl до 450 мМ, после чего наблюдался спад. Клон TNIPT4 показал более высокий сбор пролина при концентрации соли 450 мМ в отличие от клона PYN. Эти результаты показывают, что устойчивость к соли у C. equisetifolia может быть обусловлена более быстрым и высоким сбором пролина в свете повышенного содержания Na+ в телефонах. Корректировка артикуляции качеств, контролирующих усвоение пролина, может, таким образом, повысить устойчивость этого вида к соли.

Дифференциальная экспрессия биохимических веществ в зависимости от степени ювенильности и пола у Casuarina equisetifolia

Биохимические/физические исследования проводились для того, чтобы понять, чем отличаются ткани подростковых и взрослых деревьев Casuarina equisetifolia. Филлокладовые черенки, собранные с четырех разных позиций (позиции с 1 по 4, как указано в разделе 4.3) 9-летних мужских, женских и однолетних деревьев, были подвергнуты биохимическим исследованиям, включая абсолютное содержание фенола, действие пероксидазы, содержание всех хлорофиллов, содержание всех нерафинированных белков и содержание ДНК. Полное содержание фенола и движение пероксидазы имели тенденцию к увеличению при исследовании тканей от нижних к верхним позициям (от 7,43 мг г-1 до 14,30 мг г-1 и от 27,35 химических единиц (мг белка)- 1 до 39.31 химических единиц (мг белка)- 1 по отдельности), однако содержание хлорофиллов, всех грубых белков и ДНК уменьшалось (3,95 мг г-1 до 2,85 мг г-1, 37,05 мг г-1 до 33,99 мг г-1 и 354,09 мг г-1 до 292,59 мг г-1 по отдельности). Степень незрелости играет важную роль в эффективной клональной пролиферации этого вида. Эти биохимические вещества могут быть использованы в качестве маркеров юности. Среди различных физических параметров у стеблевых черенков, полученных с четырех позиций, различались ширина и толщина ткани флоэмы. Огромные различия между мужскими, женскими и однолетними деревьями наблюдались по содержанию полных фенолов, хлорофиллов, пероксидазы, абсолютных нерафинированных белков и ДНК. Мужские деревья продемонстрировали более высокие показатели по хлорофиллам и пероксидазе, в то время как у однополых было обнаружено больше фенолов и белков в сравнении с представителями разных полов. Содержание ДНК было выше у женских деревьев. Что касается физического обследования, (а) ширина сущности, (б) измерение площади, ограничивающей вещество и флоэму, (в) ширина, площадь, округлость и перспективная доля сосудов ксилемы существенно различались у мужских, женских и моноэцичных деревьев.

Характеристики древесины Casuarina equisetifolia

Поскольку древесина казуарины используется для физических (например, для столбов и топливных дров) и сусловых характеристик, для этих различных конечных целей следует выбирать отдельные сорта. В отношении толщины и других свойств древесины Casuarina equsietifolia наблюдались значительные различия в происхождении. В Садиваяле (Тамилнад) толщина древесины семи происхождений варьировалась от 0,59 до 0,71 г/куб. см. Наибольшую толщину древесины показал австралийский сорт Seventeen Seventy, а наименьшую - сорт South Arcot из Индии. Кроме того, такие качества волокна, как ширина просвета волокна и толщина двойной стенки волокна, также существенно изменялись среди исследуемых провенансов. В Пудучерри толщина древесины сеянцев Casuarina equisetifolia в пятилетнем возрасте варьировала от 0,66 до 0,8 г/куб. см (среднее=0,71). Впечатляющее разнообразие от дерева к дереву прослеживалось и внутри популяции. Сеянец из Северного домена (Австралия) имеет существенно большую толщину древесины (0,8 г/куб. см), чем остальные сеянцы. Наименьшая толщина древесины отмечена у сеянцев из Саравака (Малайзия) (0,66 г/куб. см), Таиланда и Китая (0,68 г/куб. см). На соседнем участке Южного Аркота отмечена средняя толщина 0,7, что сопоставимо со средним значением толщины 10 проверенных образцов. Эти результаты свидетельствуют о том, что можно выбрать подходящее происхождение для получения прочности и характеристик пюре.

Изменение свойств древесины отдельных клонов Casuarina equisetifolia для производства целлюлозы и бумаги

Разнообразие физических (явная тяжесть), физических (морфология волокон, сосудов и пучков) и вещественных (процент целлюлозы и лигнина) свойств древесины 46 клонов Casuarina equisetifolia, произрастающих в районе Карур, штат Тамилнад, было исследовано с целью определения их пригодности для производства сусла и бумаги. Экспертиза свойств древесины проводилась в отделении наук о древесине Керальского аграрного колледжа, Триссур. Перекрестные пластины, относящиеся к каждому клону, которые были собраны из основания заготовок, были полностью переключены на более скромные образцы для проведения концентраций по физическим, синтетическим и физическим свойствам древесины. Для выявления энтомологического и внутриклонового разнообразия клонов проводилось поселенческое исследование различий. Все физические и физико-химические свойства, кроме ширины просвета волокон, доли ранкеля, коэффициента разгибаемости, коэффициента адаптивности и коэффициента формы, показали значительный контраст между клонами. Внутреннее разнообразие клонов также было огромным по всем физическим и физико-химическим параметрам, за исключением явной тяжести (сухой бройлер). Для исследования пригодности клонов для производства макулатуры и бумаги были определены явная тяжесть (сухая печь), длина волокна, пропорция Ранкеля, коэффициент формы, пропорция стройности, коэффициент адаптивности, коэффициент негибкости, содержание целлюлозы и лигнина. Среди них длина волокна, доля стройности, коэффициент приспособляемости, коэффициент формы и содержание целлюлозы и лигнина в клонах рассматривались как находящиеся в пределах досягаемости ОК для производства макулатуры и бумаги. Для выбора лучших клонов, подходящих для производства макулатуры и бумаги, клоны были собраны в четыре группы путем проведения прогрессивного группового анализа по всем физическим, физико-химическим, субстантивным и развивающим параметрам. Группа 4 (один клон) и гроздь 2 (11 клонов) были признаны лучшими для производства сусла и бумаги в отличие от других групп.

НОВЫЕ РЕКОРДЫ [79]

Исследования половой изменчивости клонов Casuarina equisetifolia

Были обследованы трех-четырехлетние плантации в Ченгалпете и Чидамбараме в Тамилнаде, выбраны преобладающие деревья и клонированы с использованием кладодий. Раметы этих клонов, которые были однозначно признаны мужскими, женскими и однополыми, были помещены в банк клонов IFGTB для выбора и выращивания в 1992 году. Восприятие различных биометрических и физиологических параметров фиксировалось по месяцам. Показатели, зарегистрированные в течение длительного периода с сентября 1997 г. по март 1998 г. по поведению клонов во время цветения, свидетельствуют о прогрессе в половой артикуляции у этого вида.

Постоянные парни составили 59%, постоянные самки - 26%, а постоянные моноэкологи - 4% популяции. Шесть клонов (11% популяции) изменили свой пол различными способами. Четыре клона, а именно CHCE 1003, CHCE 2903, CPCE 0109 и CPCE 3702, изначально были самками и сменили свой пол на бисексуальный. Клоны CHCE 0401 и CPCE 3501 изначально были мужскими и превратились в однополые растения, выпустив женские шишки примерно через пять лет после презентации.

Чтобы выяснить эту необычную особенность на биохимическом уровне, были начаты исследования. Белковые профили капризных людей были сопоставлены с профилями постоянных парней, постоянных самок и однояйцевых людей в сезон цветения. Дальнейшие исследования были проведены в нецветущий период, чтобы проверить наличие различий в уровне белка. Полный анализ уровня грубого белка был проведен в период цветения (с января по весну) и в нецветущий период (с июля по август) в 2000 году. Было замечено, что два вида растений - постоянные и непостоянные - поразительно отличаются по уровню белка.

Уровень белка был довольно низким - 9,62 и 8,68 мг/г новой ткани у парней и самок по отдельности в нецветущие сезоны, и резко возрастал до 39,4 и 32,0 мг/г новой ткани во время цветения (почти 4-х кратное увеличение по сравнению с основными показателями). У однополых особей уровень белка был почти выше в период цветения, однако различия в уровне белка между цветущим и нецветущим сезонами были незначительными.

В случае с непостоянными растениями наблюдались значительные изменения в уровне белка. Во время цветения мужские растения, сменившие пол на капризные, показали 15-кратное увеличение уровня белка по сравнению с нецветущим сезоном, а женские растения, сменившие пол на непостоянные, показали 10-кратное увеличение. Снижение содержания белка наблюдалось у измененных растений по сравнению с постоянными в час цветения. Тем не менее, темпы увеличения уровня белка в трансформерах во время цветения были в три раза выше, чем у обычных растений. Это может быть связано с перестройкой полового сочленения у трансформантов с мужского или женского на моноэцильное, которое, как ожидается, в дальнейшем будет давать женские или мужские соцветия.

Основным внешним воздействием было безостановочное поддержание растений. Тем не менее, следует отметить, что, несмотря на то, что каждый из клонов поддерживался в качестве опорных плантаций для создания запасов, только 11% популяций показали смену пола, названную непостоянной, что может иметь преобразующее значение. Для того чтобы понять общий смысл инструментов полового сочленения, следует сосредоточить внимание на благополучии растений и сукцессионной фазе древостоя, а также на распределении активов.

Новая запись аномальной модификации филлокладий у казуарины равнолистной (Casuarina equisetifolia)

У Casuarina equisetifolia на всем протяжении ареала распространения в Индии были отмечены фенотипические вариации по форме кроны, точке ветвления, длине филлокладий, размеру и состоянию инфруктуса и морфологии семян. Нерегулярность филлокладий этого вида была учтена в IFGTB. В рамках программы по улучшению деревьев Института наследственных качеств лесоматериалов и выращивания деревьев в Коимбаторе клоны, отличающиеся высокой эффективностью, были опробованы в содовом районе Тамилнаду. Из 87 клонов, испытанных в репликации, один клон обнаружил необычное изменение филлоклада к концу одного года. Филлокладия, которая должна была иметь бочкообразную форму, раскрылась и стала похожа на ручной веер. Ширина в средней точке изменения изменилась с 2,5 до 7,0 см, а среднее расстояние в поперечнике увеличилось с 1,79 до 3,47 мм, что примерно в 3-6 раз превышает обычные оценки.

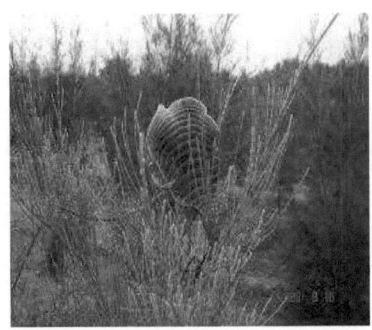

Длина конструкции колебалась от 4,6 до 12,8 см. В клоне было шесть таких измененных филлокладий. Ранее подобные случаи не были зарегистрированы, также не было ни одного сообщения в аналогичном поле в разных клонах после этого события. Объяснения этой аномалии должны быть изучены. Вполне возможно, что это связано с физиологическим давлением на растение.

Коммерческое применение:

- o C. equisetifolia широко распространена в прибрежных районах для получения дров, защиты от движущихся торосов, сильных порывов ветра и, кроме того, она служит устойчивой основой для сельского хозяйства [80,81].

- o На юге Индии C. equisetifolia используется только в рамках агролесоводства. Пюре из этой древесной культуры широко используется в бумажном бизнесе.

- o Различные части древесной культуры, такие как корень, кора и кладода, которые содержат мощные фитохимические компоненты, откладываются как отходы и используются местным населением в качестве топлива[80,81].

- o Во Флориде используется как древесина лиственных пород, целлюлоза и танин, а также как источник падалицы для бычков.

- o В Австралии бычки охотно поедают птенцов, считая их с высоким содержанием танина, вяжущими и засоряющими.

- o Растение, богатое танином, используется для восстановления крокодиловых шкур и защиты рыболовных лесок.

- Бревна трудно распиливать, из них получаются нестандартные пиломатериалы, имеющие небольшую рыночную стоимость [82].

- В Пуэрто-Рико древесина используется в основном для изготовления стеновых столбов и стволов, неприятных пристроек и различных конструкций.

- В Африке и Индии из него делают столбы и стойки, отбойники для причалов, сваи, весла, шесты и минные подпорки. Самоанцы изготовляют из дерева копья и боевые дубинки [83].

- Он прочен в соленой воде, древесина полностью уязвима для сухих древесных термитов и не вынослива в земле [83].

- В Китае и Индии он широко используется в качестве растопки. Его теплотворная способность составляет 4 950 кал, 8 910 БТЕ, и он был назван "лучшим хворостом в мире"[83].

- Поскольку растение особенно невосприимчиво к иссушению и засолению, многие страны, такие как Китай, Сенегал и Египет, добавили его в проекты по лесоразведению. Целью создания ветрозащитных насаждений является уменьшение скорости ветра, его исчезновения и разрушения для сохранения урожаев и домов, а также для контроля за развитием песчаных подъемов. После того как деревья достигнут своего окончательного размера и развития, их древесина может быть использована [84].

- Типичной практикой в Китае является посадка казуарины, когда поле становится бесплодным из-за переизбытка растений. Это дает полю действительно необходимый отдых, восстанавливает спелость благодаря способности растения фиксировать климатический азот и дает денежный урожай исключительно товарного хвороста после созревания.

- Во Флориде, Сомали, Вьетнаме и других странах реализуются проекты по восстановлению лесов на огромных участках прибрежных дюн [83].

- В Индии для производства бумаги используется казуариновое пюре, а также пюре из длинных волокон, например, бамбука, которое смешивают для изготовления бумаги на быстроходных машинах [85].

- Казуарины, благодаря своей азотфиксирующей способности, являются прекрасной возможностью для использования в качестве энергетической биомассы, а также для производства сусла и других современных продуктов[85].
- Несколько незначительных целей включают использование древесных обломков для изготовления чистящих средств и извлечение цвета из коры [82].

МАТЕРИАЛЫ И МЕТОДЫ

Химикаты

Сульфат ГМ, доступный в денежном выражении как Эпигент (ампулы 80 мг/2 мл), был предоставлен компанией Egyptian Global Drug Ventures Co. (EIPICO, десятый город Рамадана, Египет). 2,2-Дифенил-1-пикрилигидразил гидрат (DPPH) был приобретен у компании Sigma Aldrich (Сент-Луис, МО). Все остальные синтетические вещества, использованные в данном обзоре, были научно обоснованными.

Приготовление экстракта

Тестовые образцы Casuarina equisetifolia были приобретены в питомнике Эль-Орман, Служба садоводства, Египет. Высушенные листья Casuarina equisetifolia (2 кг) были мелко истолчены в порошок и полностью удалены 100-процентным метанолом путем мацерации при комнатной температуре. Грубый метанольный экстракт высушивали досуха под пониженным давлением. Процедуру мацерации и высушивания повторяли до полного истощения порошка растений, после чего осадки объединяли и измеряли.

Фитохимический скрининг экстрактов

Стартовый фитохимический анализ концентрата на алкалоиды, стероиды, углеводы, дубильные вещества, фиксированные масла, белки, тритерпеноиды, дезоксисахара, флавоноиды, цианогенетические и кумариновые гликозиды завершен по системе Кхандельваля[86].

Разделение и количественное определение фенольных соединений

Для ВЭЖХ-исследования использовался модуль разделения Agilent Advances серии 1200 (GmbH, Германия), оснащенный вакуумным дегазатором G1322A, четвертичным сифоном G1311A, частотно-регулируемым искателем (SL) G1314B, ручным инжектором G1328B и термостатируемым сегментным отсеком G1316A.

Концентрат выделяли при 35°C на противоположной ступени ВЭЖХ, секция Pro 5 µm C18 с аспектами 250 × 4,6 мм, идентификация при 280 нм. Использовалась универсальная ступень с наклоном А (CH3COOH 2,5%), В (CH3COOH 8%) и С (ацетонитрил). Наилучшее отщепление достигалось при соответствующем наклоне: в 0 мин - 5% В; в 20 мин - 10% В. Скорость потока растворяемого вещества составляла 1 м/мин. Объем вводимой жидкости составлял 20 мкл.

Фенольные соединения оценивали с помощью стандартного выравнивания для каждого соединения и приводили в виде мг/100 г.

Разделение и количественное определение флавоноидов

Для этого использовали ранее упомянутую схему ВЭЖХ и аналогичный сегмент с переносным периодом метанол: вода 1:1 (0-10 мин) и 7:3 (10-20 мин) при скорости потока 1 мл/мин и идентификации при 339 нм. Каждый распознанный флавоноид измеряли с помощью стандартного выравнивания для каждого соединения и представляли в мг %.

Определение содержания флавоноидов

Все выделенные флавоноиды не были полностью определены по фармакопейной методике (Государственная фармакопея СССР, использующая рутин в качестве источника перспективного соединения. Один мл растительного извлечения в метаноле (10 г/л) смешивали с 1 мл трихлорида алюминия в этаноле (20 г/л) и ослабляли этанолом до 25 мл. Интенсивность поглощения при 415 нм определяли через 40 мин при 20°C. Прозрачные примеры готовили из 1 мл растительного концентрата и 1 капли едкой кислоты и ослабляли до 25 мл. При аналогичных условиях оценивали удерживание рутина. Стандартные образцы рутина были приготовлены из 0,05 г рутина. Все выводы оформлялись в виде копий. Количество флавоноидов в растениях, выделенных в рутиновые аналоги (RE), определяли по прилагаемому уравнению (Eq. 1):

$$X = (A \times m_0 \times 10)/(A_0 \times m)$$

(1)

где: X - содержание флавоноидов, мг/г растительного экстракта в РЭ; A - поглощение раствора растительного экстракта; A_0 - поглощение стандартного раствора рутина; m - масса растительного экстракта, г; m_0 - масса рутина в растворе, г.

Определение антиоксидантной активности экстракта *Casuarina equisetifolia in vitro*

Анализ на поглощение DPPH-радикалов.

Революционно-поисковое действие растительных средств против стабильного DPPH-, было разрешено спектрофотометрически. В тот момент, когда DPPH- реагирует с укрепляющим клетку соединением, способным выделять водород, он уменьшается. Изменение окраски (от насыщенного фиолетового до светло-желтого) оценивали при длине волны 520 нм на спектрофотометре УФ/незаметного света[87].

Анализ ингибирования радикалов оксида азота (NO).

Крайнее препятствие NO может быть оценено с помощью реакции Грисса-Иллосвоя.[88] В данном случае реактив Грисса-Иллосвоя был изменен путем использования нафтилэтилендиамина дигидрохлорида (0,1% w/v), а не 1-нафтиламина (5%). Реакционную смесь (3 мл), содержащую нитропруссид натрия (10 мМ, 2 мл), фосфатный физиологический раствор (0,5 мл) и концентрат (100-1000 мкг), разводили при 25°C в течение 150 мин. После вылупления 0,5 мл реакционной смеси смешивали с 1 мл едкого сульфанилового реагента (0,33% в 20%-ной холодной едкой кислоте) и выдерживали 5 мин для завершения диазотирования. Затем добавляют 1 мл дигидрохлорида нафтилэтилендиамина, смешивают и выдерживают 30 мин при 25 °C. В рассеянном свете образуется хромофор с розовым оттенком. Поглощение этих композиций оценивалось при 540 нм в сравнении с прозрачными композициями.

Определение восстановительной способности.

Восстановительную способность концентрата оценивали по стратегии Oyaizu, 1986.[89] Один мл концентрата (100-1000 мкг) в очищенной воде смешивали с 2,5 мл 0,2 М фосфатной поддержки (pH 6,6) и 2,5 мл 1% феррицианида калия [K3 Fe (CN)6]. Смесь выдерживали при 50°C в течение 20 минут. Затем реакцию завершили, добавив 2,5 мл 10% трихлоруксусной едкой жидкости. Верхний слой навески (2,5 мл) смешивали с очищенной водой (2,5 мл) и 0,5 мл 0,1% $FeCl_3$. Прозрачный реактив готов, как описано выше, без добавления экстракта. Поглощение оценивали при 700 нм в спектрофотометре против прозрачного образца. Увеличение абсорбции реакционной смеси показало более заметную убывающую силу.

Анализ на вымывание гидроксильных радикалов (• OH).

Брали реакционную комбинацию (3 мл), содержащую 1 мл $FeSO_4$ (1,5 мМ), 0,7 мл пероксида водорода (6 мМ), 0,3 мл салицилата натрия (20 мМ) и меняющиеся концентрации концентрата (2-10 мкг). После выдержки в течение 1 ч при 37°C поглощение гидроксилированного салицилатного комплекса оценивали при 562 нм.[90]

Экспериментальная схема

Животные и протокол эксперимента.

Швейцарские самцы бледнокожих человеческих мышей (20-25 г) были использованы для интенсивного анализа LD50 метанольного концентрата растения, который не является полностью установленным, согласно Беренсу и Карберу[91].

Исследование острой токсичности.

Было замечено, что испробованные концентраты не подходят для человека даже при дозировке 3 000 мг/кг, поэтому для обзора была выбрана дозировка 300 мг/кг.

Для исследования были использованы 36 самцов бледнокожих грызунов породы Wister весом (150-200) г. Животные содержались в помещении с регулируемой температурой (25 ± 1°C), влажностью и 12-часовым световым циклом (свет включался в 6:00). Грызуны имели свободный доступ к водопроводной воде и стандартному гранулированному рациону. Институциональная консультативная группа по вопросам морали животных поддерживала все условия испытаний. Животные были распределены на 6 групп, каждая из которых состояла из 6 особей:

- Контрольная группа (С): Грызуны получали очищенную воду.

- ГМ: Грызуны получали подкожное введение ГМ (80 мг/кг массы тела/день) в течение 6 дней подряд.

Терапевтические собрания:

- ГМ и Casuarina equisetifolia remove treated bunch, (GM + E): Грызуны получали подкожную инфузию ГМ (80 мг/кг массы тела/день) в течение 6 дней подряд, а затем перорально вводили Casuarina equisetifolia отдельной порцией 300 мг/кг один раз в день в течение некоторого времени.

- Группа, обработанная ГМ и силимарином (эталонный препарат), (ГМ + R): Грызуны получали подкожную инфузию ГМ (80 мг/кг массы тела/день) в течение 6 непрерывных дней, а затем перорально вводили силимарин в дозе 50 мг/кг один раз в день в течение определенного времени.

Защитные собрания:

- Концентрат Casuarina equisetifolia и пучок, обработанный ГМ (E + ГМ): Грызуны получали пероральный прием Casuarina equisetifolia в дозе 300 мг/кг один раз в день в течение довольно длительного времени, сопровождаемый подкожным введением ГМ (80 мг/кг массы тела/день) в течение 6 последовательных дней.

- Силимарин (контрольный препарат) и группа, обработанная ГМ (R + ГМ): Грызуны получали пероральный прием силимарина в дозе 50 мг/кг один раз в день в течение значительного периода времени, а затем подкожную инфузию ГМ (80 мг/кг массы тела в день) в течение шести последовательных дней.

Сбор крови и биохимические анализы

Анализы крови на голодание брали из ретроорбитальной вены каждого существа с помощью стеклянного тонкого цилиндра после голодания в течение 12 ч. Анализы крови давали свернуться и затем центрифугировали при 3 000 об/мин в течение 20 мин. Выделенные сыворотки использовали для оценки сывороточных показателей аланиновой трансаминазы (АЛТ) и аспартатаминотрансаминазы (АСТ) с помощью бизнес-пакетов (Quimica Clinica Aplicada, Испания). Уровень мочевины и креатинина в сыворотке крови определяли с помощью бизнес-наборов, приобретенных у Stanbio, Boerne, TX. Уровень калия и мочевой кислоты в сыворотке крови определяли с помощью приборов компании Biodiagnostic, Египет. Уровень L-аскорбиновой кислоты в сыворотке крови определяли по стратегии, описанной Jagota и Dani[92].

Приготовление гомогената почек

Вся почка была точно измерена и гомогенизирована в ледяном солевом растворе для получения 10% (w/v) гомогената ткани. Гомогенат использовали для определения уровня малондиальдегида (MDA) и снижения уровня глутатиона (GSH), действия супероксиддисмутазы (Grass), движения глутатион-S-трансферазы (GST) и уровня оксида азота (NO).

Определение содержания белка

Содержание белка в гомогенатах почек определяли по методике Лоури и др.[93], используя в качестве нормы яичный белок коровьей сыворотки.

Биохимический анализ в гомогенате почек

Определение перекисного окисления липидов.

МДА, как конечный результат перекисного окисления липидов в тканях почек, оценивали путем определения степени восприимчивости к тиобарбитуровой кислоте (Ski lifts). Аликвоту 0,5 мл 10% гомогената (или стандарта) пипетировали в пробирку-ротатор объемом 10 мл, затем добавляли 3 мл 1% ортофорной коррозии и 1 мл 0,6% тиобарбитуровой коррозии. После нагревания в течение 45 минут под водяным душем с пузырьками смесь охлаждали, добавляли 4 мл н-бутанола и энергично перемешивали. Верхний слой бутанола отделяли центрифугированием и оценивали абсорбцию при 535 нм и 520 нм против холостого реактива[94].

Определение уровня GSH.

Уровень GSH в гомогенатах почечной ткани оценивали по методике Эллмана.[95] Трихлоруксусную кислоту (5%) добавляли к достаточному количеству гомогенатов ткани (0,5 мл), чтобы стимулировать содержание белка в примерах. Затем эту смесь центрифугировали при 10 000 g, 5 мин, и надосадочную жидкость регенерировали. Наконец, к реакционным смесям добавляли 5,5'-дитиобис(2-нитробензойную едкую кислоту) и регистрировали поглощение при 412 нм с помощью спектрофотометра.

Определение активности СОД.

Движение травы в почках все еще остается под вопросом по стратегии Марклунда и Марклунда.[96] Пирогаллол (24 мМ) был готов в 10 мМ HC1 и хранился при 4°C до использования. Запас каталазы (30 мкМ) готовили в фосфатной подушке (pH 9, 0,1 M), 100 мкл надосадочной жидкости добавляли в трис HC1 (pH 7,8, 0,1 M), содержащий 25 мкл пирогаллола и 10 мкл каталазы. Последний объем доводили до 3 мл, используя аналогичную схему поддержки. Изменения абсорбции при 420 нм регистрировали через 1 мин. и растягивали на 3 мин. Информацию представляли в виде Ед/мг белка.

Определение активности GST.

Действие GST в почечных тканях проверяли по методике Хабига и др.[97] Одним словом, смешивали 2,8 мл 0,1 M фосфатной колыбели pH 6,5, 100 мкл глутатиона и 100 мкл 1-хлор-2,4-динитробензола. Реакцию начинали с внесения 25 мкл 10%-ной порции гомогената. Регулировку поглощения наблюдали путем последовательной регистрации при 340 нм с интервалом 1 мин в течение 3 мин, информацию передавали в виде нмоль/мин/мг белка.

Определение содержания NO.

Уровень NO в почечной ткани по-прежнему остается под вопросом, согласно стратегии Грина и др.[98] Исследование основано на диазотировании сульфаниловой кислоты оксидом азота при кислом pH и последующем соединении с N-(10-нафтил)-этилендиамином с получением вещества с розовым оттенком, которое оценивается спектрофотометрически при 540 нм. В качестве стандарта использовался нитрит натрия.

Статистический анализ

Измеримое исследование контрастов между группами проводили с помощью ANOVA, а затем с помощью теста наибольших неощутимых различий (LSD) для различных исследований с использованием программы SPSS for Windows, ver. 6.0 (Chicago, IL); $p<0,05$ считалось достоверно значимым для всех тестов.

РЕЗЮМЕ

Текущее исследование показывает, что дерево играет важную роль в работе над благополучием людей и, кроме того, полезно для лечения и устранения различных болезней и замешательства, имеет различные полезные движения. Это исследование показывает, что дерево имеет многочисленные фито-субстанции из-за присутствия основных биоактивных компонентов, которые ценны для лечения различных заболеваний и имеют многочисленные восстановительные движения, такие как враг связок, укрепление клеток, смягчающее действие, враждебное бактериальное действие, против диабетического действия, против язвенного действия, спазмолитического действия, цито-ядовитого действия, враждебного паразитарного действия, нефро-защитного действия и т.д. Казуарина равнолистная также является одной из самых полезных древесных культур на планете в результате ее различных ожидаемых применений в качестве обычного и делового.

Растение Casuarina equisetifolia содержит различные компоненты, такие как крахмал, гликозиды, сапонины, фенолы, флавоноиды, дубильные вещества, стероиды, камедь, алкалоиды, белки, сахарозаменители и тритерпеноиды. Эта книга будет освещать огромные компоненты, которые отвечают за фармакологическую деятельность, этноботаническое использование, фармакологические эффекты, характеристики лесоводства, такие как температура, почва, осадки, азотфиксирующая способность.

Casuarina equisetifolia используется для сохранения природы, играя роль в комбинации наночастиц, зеленой смеси наночастиц серебра, полезной при производстве бумажной массы, контролирующей распад, ветрозащиты, обеспечивающей безопасность песчаных подъемов, процесса дубления, разжигания.

В этой книге дополнительно рассматривались вопросы сохранения и восстановления почвы, наследственные качества и размножение деревьев, изучение непостоянства, физиология деревьев, органическая химия, новые записи, применение в бизнесе, материалы и стратегии, обеспечение действия усиления клеток, план испытаний Casuarina equisetifolia.

ССЫЛКИ

[1] Cooper EL. Открытие лекарств, CAM и натуральные продукты. Evid Based Complement Altern Med 2004; 1:215-7.

[2] Cooper EL. CAM, eCAM, биоразведка: пирамида XXI века. Evid Based Complement Altern Med 2005; 2:125-7.

[3] TsaoJCI, ZeltzerLK. Подходы комплементарной и альтернативной медицины для лечения педиатрической боли: обзор состояния науки. Evid Based Complement Altern Med 2005; 2:149-59.

[4] Solecki R. Shanidar IV, неандертальское цветочное погребение в Северном Ираке. Science 1975; 190:880-1.

[5] M. Gordaliza, "Terpenyl-purines from the sea," *Marine Drugs*, vol. 7, no. 4, pp. 833-849, 2009.

[6] C. J. Barden и D. F. Weaver, "The rise of micropharma," *Drug Discovery Today*, vol. 15, no. 3-4, pp. 84-87, 2010.

[7] Ali Esmail Al-Snafi, "The Pharmacological Importance of *Casuarina Equisetifolia* - An Overview." Международный журнал методов фармакологического скрининга, 2015; том 5/выпуск 1: 4-9.

[8] Аноним, Богатство Индии. Сырьевые материалы, том 3, Управление публикаций и информации, C.S.I.R., Нью-Дели, 1992: 380-85.

[9] Mhaskar KS, Blatter E, Caius JF (2000). Kirtikar and Basu's Illustrated Indian. Medicinal Plants, 3rd Edn. Sri Satguru Publications, Delhi, India.

[10] Kannan CS, Warrier EV, Anoop B и Gurudev S: Screening of Clones of *Casuarina equisetifolia* for Pulping Traits Using Wood Fibre Characteristics. Int J Cur Res Rev 2015; 7(12): 64-71.

[11] Mink JN, Holmes WC and Singhurst JR: *Casuarina equisetifolia* (Casuarinaceae) naturalized in Texas and comments on ecological implications for the Texas coast. Phytoneuron 2016; 55: 1-8.

[12] Aher, A.N., Pal S.C., Patil, U.K., Yadav, S.K., Bhattacharya, S., Оценка антигистаминной активности *Casuarina equisetifolia* Frost. (Casuarinaceae), Pharmacologyonline, (2009); 1: 114449.

[13] Aher A.N., Pal, S.C., Patil, U.K., Yadav, S.K., Bhattacharya, S., Antioxidant activity of isolated phytoconstituents from *Casuarina equisetifolia*, Journal of Plant Sciences, 2009;4(1):1520.

[14] Parekh, J., Chanda, S.V., *In vitro* антимикробная активность и фитохимический анализ некоторых индийских лекарственных растений, Турецкий журнал биологии, (2007); 31:53-58.

[15] Ahsan, R., Monirul Islam, K.M., Musaddik, A., Haque, E., Hepatoprotective activity of methanol extract of some medicinal plants against carbon tetrachloride induced hepatotoxicity in albino rats, Global Journal of Pharmacology, 2009; 3 (3):116-22.

[16] Aher A.N., Pal, S.C., Patil, U.K., Yadav, S.K., Bhattacharya, S., Оценка анальгетической активности *Casuarina equisetifolia* Frost (Casuarinaceae), Asian Journal of Chemistry, 2010; 22(5): 352530.

[17] Geary TF. *Casuarina equisetifolia*, file:///C:/Users/Media/Downloads/Casuarina%20 equisetifolia%20L.pdf

[18] Гавайские растения и тропические цветы, *Casuarina equisetifolia* - Ironwood Common, http://wildlifeofhawaii.com/ flowers/774/casuarina-equisetifolia-common-ironwood/

[19] *Casuarina equisetifolia* - железное дерево, http://www.worldagroforestry.org/treedb2 /AFTPDFS/Casuarina_equisetifolia.pdf

[20] Khare CP. Indian medicinal plants an illustrated dictionary. Springer Science and Business Media, LLC, 2007, 131.

[21] Jøker D. *Casuarina equisetifolia* L. Danida Forest Seed Center, 2000, http://sl.ku.dk/rapporter/seed-leaflets/filer/casuarinaequisetifolia-14.pdf

[22] Kantheti USK, Kumar DY, Ganinna B and Nath PK. Эффект *Casuarina equisetifolia* как антидиабетическое и антигиперлипидемическое средство на крысах с диабетом, вызванным стрептозоцином. *IJCTPR*, 2(3), 2014, 432-436.

[23] Nash R, Thomas P, Waigh R. Casuarine- a very highly oxygenated pyrrolizidine alkaloid. *Tet Lett*, 35(42), 1994, 78497852.

[24] Weiner MA. Этномедицина в Тонга. *Econ Bot*, 25(4), 1971, 423-450.

[25] Уистлер У. А. Полинезийские лекарственные растения. Гонконг, Эвербест, 1992.

[26] Праджапати НД, Пурохит СС, Шарма АК и Кумар Т. Справочник по лекарственным растениям. Джодхпур, Агробиос, Индия, 2003.

[27] Jain SK and Dam N. Some ethnobotanical notes from Northeastern India. Экономическая ботаника, 33, 1979, 52-56.

[28] Ahsan MR, Islam KM, Haque ME и Mossaddik MA. Антимикробный скрининг *in vitro* и исследование токсичности некоторых различных лекарственных растений. Wolrd J Agri Sci, 5, 2009, 617-621.

[29] S. Muthuraj, P. Muthusamy, R. Radha and K. Ilango. Фармакогностический, фитохимический и фармакологический обзор *Casuariana equisetifolia*. Всемирный журнал фармацевтических исследований. ISSN 2277-7105, том 8, выпуск 4, 328-339.

[30] I.A. Ogunwande a, G. Flamini b, A.E. Adefuye a, N.O. Lawal a, S. Moradeyo a, N.O. Avoseh Химический состав Casuarina equisetifolia L., Eucalyptus toreliana L. и Ficus elastica Roxb. ex Hornem, культивируемых в Нигерии South African Journal of Botany, 2011; 645-649.

[31] Muibat Olabisi Bello, Temitope Azeezat, Yekeen, and Endurance Oghenekevwe Aneke, Nutraceutical constituents of casuarina equisetifolia leaves and fruits International Journal of Chemical, Environmental & Biological Sciences, 2015; 3(2): 2320-4087.

[32] Shafi Thompson T., Alen Paiva1, Greeshma G. Mohan1, Jincy Das 1, Arya Suresh 1, K.K. Dil Baseer Sabith 1, J. Densingh The phytochemical studies on casuarinas equisetifolia and investigation of its against pathogenic flora IJPSR, 2012; 3(12): 48074810.

[33] Saranya, V.T.K. and Uma Gowrie, S. Study on phytochemical screening from cladode extracts of *casuarina equisetifolia. l.,* using various polar solvents International Journal of Information Research and Review, March, 2016; 3(3): 2087-2090.

[34] A.N. Aher, S.C. Pal, S.K. Yadav†, U.K. Patil, S. Bhattacharya. Изоляция и характеристика фитоконституентов из *casuarina equisetifolia* (casuarinaceae) Asian Journal of Chemistry, 2012; 22(5): 3429-3434.

[35] Cambie RC, Ash. J. Фиджийские лекарственные растения, CSIRO, Австралия, 1994; 116: 117.

[36] Shang-Ju Zhang 1, Yi-Ming Lin 1, Hai-Chao Zhou 1, Shu-Dong Wei 1, Guang-Hui Lin 1 и Gong-Fu Ye Antioxidant Tannins from Stem Bark and Fine root of *casuarina equisetifolia* Molecules, 2010; 15: 5658-5670.

[37] Ума Махесвари Нарендра Кумар. Thenmozhi Panneerselvam. Эффективность водного и этанольного экстрактов *casuarina equisetifolia* для потенциальной антимикробной активности. World journal of pharmacy and pharmaceutical sciences, 2015; 4(7): 1877-1882.

[38] Narayana Swamy*, K.N. Ninge Gowda, R. Sudhakar. Антимикробная активность *Casuarina equisetifolia*. Международный журнал инновационной фармацевтической науки.2013;1(1)

[39] Gumgumjee NM и Hajar AS. Антимикробная эффективность экстрактов *Casuarina equisetifolia* против некоторых патогенных микроорганизмов. *Journal of Medicinal Plants Research*, 6(47), 2012, 5819-5825.

[40] Moazzem Hossen SM, Islam J, Shakhawat Hossain SM, Mofizur Rahman M and Ahmed F. Phytochemical and biological evaluation of MeOH extract of *Casuarina equisetifolia* (Linn.) leaves. *European Journal of Medicinal Plants*, 4(8), 2014, 927-936.

[41] N. Sriram Антидиабетическая и антигиперлипидемическая активность коры *казуарины равнолистной* на стрептозотоцин-индуцированных диабетических крысах, Международный журнал фармацевтического обзора и исследований, 2011; 1(1): 4-8.

[42] Uday sasi kantheti, D. Yoganandkumar, Bhargav Ganinna, P. Kedar Nath. Эффект Casuarinan equisetifolia как антидиабетическое и антигиперлипидемическое средство на крысах с диабетом, вызванным стрептозоцином. Международный журнал современных тенденций в фармацевтических исследованиях, 2014; 2(3): 432-436.

[43] Mamillapalli V, Kondaveeti LS, Chapala RH, Sai. Sareddu TK, Pattipati S, Khantamneni P. Подробное исследование фитохимического, биологического и коммерческого использования дерева конский хвост Casuarina equisetifolia. Asian J Pharm Res. 2022;12(1):88-95. doi: 10.52 711/2231-5691.2022.00014 .

[44]. El-Tantawy WH, Mohamed SA, Abd Al Haleem EN. Оценка биохимических эффектов экстракта Casuarina equisetifolia на нефротоксичность, вызванную гентамицином, и окислительный стресс у крыс. Фитохимический анализ. J Clin Biochem Nutr. 2013;53(3):158-65. doi: 10 .3164/jcbn.13-19, PMID 24249970.

[45]. Muthuraj S, Muthusamy P, Radha R, Ilango K. Pharmacognostical, Phytochemical Studies and In vitro antidiabetic Evaluation of Seed Extracts of Casuarina equisetifolia Linn. J Phytopharmacol. 2020;9(6):410-8. doi: 10.31254/phyto.2020.9605

[46]. Vtk S, S UG. Фармакологические исследования: Антибактериальная, антиоксидантная и противовоспалительная эффективность экстрактов корней Casuarina equisetifolia. Asian J Pharm Clin Res. 2018;11(8):270-6. doi: 10.22159/ajpcr.2018.v11i8.24642.

[47]. Zhang SJ, Lin YM, Zhou HC, Wei SD, Lin GH, Ye GF. Антиоксидантные танины из коры стебля и тонкого корня Casuarina equisetifolia. Molecules. 2010;15(8):5658-70. doi: 10.3390/ molecules15085658, PMID 20714319.

[48]. Шашанк Т., Шрея Т. Иммунная система человека и важность препаратов для укрепления иммунитета. J Glob Trends Pharm Sci. 2020;11(4):8641-9.

[49]. Снафи. Лекарственные растения, обладающие антиоксидантным и свободнорадикальным действием (часть 3) Обзор. IOSR J Pharm. 2017;7(4):48-62.

[50]. Talreja S, Tiwari S. A critical overview on Moringa oleifera. J Glob Trends Pharm Sci. 2020;11:8451-7.

[51]. Снафи. Лечебные свойства лекарственных растений: Обзор их детоксикационной способности и защитных эффектов (часть 1). Asian J Pharm Sci Technol. 2015;5(4):257-70.

[52]. Kandeel M, Abdelaziz I, Elhabashy N, Hegazy H, Tolba Y. Нефротоксичность и окислительный стресс от одной большой дозы или двух разделенных доз гентамицина у крыс. Pak J Biol Sci. 2011;14(11):627-33. doi: 10.3923/pjbs.2011.627.633, PMID 22235503.

[53]. Orwa C, Mutua A, Kindt R, Jamnadass R, Anthony S. 2009. База данных по агролесоводству: Справочник по деревьям и руководство по выбору. Версия 4.0. Кения: Всемирный центр агролесоводства.

[54]. Ветрозащитные полосы из казуарины для регулирования роста и ветвления тикового дерева в системе обвалования.

[55] Кумар, В. (2017). Передовое управление питомниками лесных плантаций. Научная публикация, Нью-Дели

[56] Абе, Т., Ясуи, Т. и Макино, С. (2011). Состояние растительности на острове Ниси-дзима (Огасавара) до истребления чужеродных травоядных млекопитающих: быстрое распространение инвазивного чужеродного дерева, Casuarina equisetifolia (Casuarinaceae). Журнал лесных исследований, 16: 484-491.

[57] Дэвис, Г.Е. и Уайтинг, М.К. (1977). Гнездование морской черепахи логгерхед в Национальном парке Эверглейдс, Флорида, США. Herpetologica, 33: 18-28.

[58] Fly, L.B. (1952). Предварительный анализ пыльцы в районе Майами, Флорида. Journal of Allergy, 23: 48-57.

[59]. K. Muthu. C. Rathika. Биосинтез наночастиц серебра при посредничестве экстракта листьев казуарины равнолистной. Журнал нанонауки и технологии.

[60]. Ravi N, et al. Casuarina - потенциальная древесная культура для Карнатаки. Int J Recent Sci Res. 2020;11(11):40162-8. Taxonomical classification [retrieved Dec 10, 2022 from] bugwood website. Available from: https://wiki.bugwood.org/Casuarina_equisetifo lia.

[61]. Buvaneswaran, et al. Ветрозащитные полосы из казуарины для регулирования роста и ветвления тикового дерева в системе обвалования. IJAAR. 2016;15(1):33-42.

[62]. Tiwari Dr, Talreja S. Insomnia: Исследование расстройства сна с использованием аюрведических трав. J Pharm Sci Res. 2020;12:1375-9.

[63]. Процесс дубления [извлечено 30 декабря 2022 года с] сайта usda. Available from: https://www.srs.fs.usda.gov/pubs/misc/ag_654/volume_2/casuarina/casaurina.htmBuva neswara

[64] Маскаренхас, А. и Джаякумар, С. (2008). Экологическая перспектива сценария развития событий после цунами на побережье Тамилнаду, Индия: Роль песчаных дюн и лесов. Журнал управления окружающей средой, 89: 24-34

[65] Экология роста семян и саженцев для сохранения и восстановления тропических сухих лесов : обзор. охрана окружающей среды, 28(1), 39-52. https://doi.org/10.1017/s0376892901000042

[66] Оценка межвидовых гибридных клонов казуарины на адаптивность и рост в засушливых и полузасушливых регионах Северо-Западной Индии

[67] Консервативная или неконсервативная стратегия развития селекционного поколения? Исследование на примере Eucalyptus benthamii с использованием модели пространственной изменчивости и конкуренции

[68] Хромосомная сборка генома de novo и аннотация трех репрезентативных видов Casuarina: C. equisetifolia, C. glauca и C. cunninghamiana.

[69]Изменение цветения молодых клоновых семенных садов сосны шотландской (Pinus sylvestris L.) в зависимости от лет

[70]Оценка межвидовых гибридных клонов казуарины на адаптивность и рост в засушливых и полузасушливых регионах Северо-Западной Индии

[71]вариабельность морфометрических параметров у натурализованных и культивируемых растений Hydrangea macrophylla Ser. при различных условиях окружающей среды

[72]Оценка параметров изменчивости трех различных видов кунжута и их внутривидовых и межвидовых гибридов

[73]Выявление прямых и косвенных ассоциаций между признаками путем объединения филогенетических сравнительных методов и моделей структурных уравнений

[74]Исследование генетической дивергенции Eluesine coracana L. Gaertnгенотипов

[75]Рейтинговая система для фитофторной корневой гнили влияет на обнаружение QTL и выявляет неполное доминирование и дублирующее рецессивное эпистатическое действие генов у Capsicum annuum.

[76] Siddappa (Eds), Casuarina: Improvement and Utilization. Институт лесной генетики и селекции деревьев, Коимбатур, Индия стр. 97-102.

[77] Fan, C., Qiu, Z., Zeng, B. *et al.* Physiological adaptation and gene expression analysis of *Casuarina equisetifolia* under salt stress. *Biol Plant* **62**, 489-500 (2018). https://doi.org/10.1007/s10535-018-0799-y

[78] Warrier, K.C.S., Gurumurthi, K., Barthwal, S., Warrier, R.R. and Venkataramanan, K.S. 2005. Исследования изменчивости с особым акцентом на физиологию, биометрию и биохимию отдельных видов деревьев для их улучшения. Отчет о завершении проекта. Институт лесной генетики и селекции деревьев (Индийский совет по лесным исследованиям и селекции), Коимбатур, Индия, 130 стр.

[79] Warrier, K.C.S., Suganthi, A. and Singh, B.G. 2013. Новая запись аномальной модификации филлокладов у Casuarina equisetifolia. International Journal of Agricultural Science Research 2 (1): 8-11.

[80] Миджли С.Дж., Байрон Р.Н., Чандлер Ф.К., Ха, Хуй, Тхинь, Тран, Во, Хунг, Сон, Хоанг, Хонг, Ханх. *Нужны ли растениям паспорта? Социально-экономическое исследование роли экзотических деревьев и других видов растений в провинции Куанг Три, Вьетнам.* CSIRO; Канберра, Австралия; 1997.

[81] Uma, Maheswari, N.K., Thenmozhi, P., Эффективность водного и этанольного экстрактов *casuarina equisetifolia* для потенциальной антимикробной активности. World J Pharm Pharm Sci. 2015; 4(7):1877-1882.

[82] Wei-sheng Zeng, Shou-zheng, TangQian-hui Xiao. Теплотворная способность и содержание золы в различных частях сосны Массона в южном Китае. J For Res, 2014; 25(4):779-78.

[83] Badran OA, and Tawfik SA. Анализ стеблей некоторых видов *Casuarina*, выращиваемых в ОАЭ в Александрии. J Agric Res. 1971; 149-157.

[84] Maheswari S, Nayak RG, Meshramkar PM, Jaspal NS, et al. Сравнительные исследования свойств целлюлозы и бумаги гибридов *Casuarina equisetifolia* и Eucalyptus. Indian Pulp Pap. 1979; 34(3):9-13.

[85] Woodall SL and Geary TF. Идентичность флоридских казуарин. Юго-восточная лесная станция Министерства обороны США, исследовательская записка SE-332, 1985,

[86] Khandelwal KR. Pune: Nirali Prakashan; 2006. Практическая фармакогнозия; стр. 149. [Google Scholar].

[87] Brand-Williams W, Cuvelier ME, Berset C. Использование метода свободных радикалов для оценки антиоксидантной активности. *Lebensmittel Wissenschaf und Technologie.* 1995;**28**:25-30. [Google Scholar].

[88] Marcocci L, Packer L, Droy-Lefaix MT, Sekaki A, Gardès-Albert M. Antioxidant action of *Ginkgo biloba* extract EGb 761. *Methods Enzymol.* 1994;**234**:462-475. [PubMed] [Google Scholar].

[89] Oyaizu M. Studies on products of browning reaction: antioxidative activities of products of browning reaction prepared from glucosamine. *Jpn J Nutr.* 1986;**44**:307-315. [Google Scholar].

[90]. Smirnoff N, Cumbes QJ. Активность совместимых растворителей по уничтожению гидроксильных радикалов. *Phytochem.* 1989;**28**:1057-1060. [Google Scholar].

[91]. Беренс Б., Карбер Г. Химиотерапия неопластических заболеваний. In: Selli C, Ckhardt S, Nmeth L, editors. Будапешт: Издательство Венгерской академии; 1970. с. 37. [Google Scholar].

[92]. Jagota SK, Dani HM. Новая колориметрическая методика оценки витамина С с использованием фенольного реагента Фолина. *Biochemistry.* 1982;**127**:178-182. [PubMed] [Google Scholar].

[93]. Lowry OH, Rosebrough NJ, Farr AL, Randall RJ.Protein measurement with the Folin phenol reagent. *J Biol Chem* 1951; **193**: 265 (Оригинальный метод). [PubMed] [Google Scholar].

[94]. Mihara M, Uchiyama M. Определение предшественника малональдегида в тканях с помощью теста с тиобарбитуровой кислотой. *Anal Biochem.* 1978;**86**:271-278. [PubMed] [Google Scholar].

[95]. Ellman GL. Тканевые сульфгидрильные группы. *Arch Biochem Biophys.* 1959;**82**:70-77. [PubMed] (Google Scholar).

[96]. Marklund SL, Marklund G. Вовлечение супероксидного анион-радикала в автоокисление пирогаллола и удобный анализ на супероксиддисмутазу. *Eur J Biochem.* 1974;**47**:469-474. [PubMed] [Google Scholar].

[97]. Habig WH, Pabst MJ, Jakoby WB. Глутатион S-трансферазы. Первый ферментативный шаг в образовании меркаптуровой кислоты. *J Biol Chem.* 1974;**249**:7130-7139. [PubMed] [Google Scholar].

[98]. Green LC, Wagner DA, Glogowski J, Skipper PL, Wishnok JS, Tannenbaum SR. Анализ нитрата, нитрита и [^{15}N] нитрата в биологических жидкостях. *Anal Biochem.* 1982;**126**:131-138. [PubMed] [Google Scholar].

СОДЕРЖАНИЕ

АННОТАЦИЯ 1

ВВЕДЕНИЕ 3

РАСПРОДАЖА 6

ОПИСАНИЕ 7

ФИТОКОНСТИТУЕНТЫ 12

ФАРМАКОЛОГИЧЕСКОЕ ЗНАЧЕНИЕ 14

ГЕНЕТИКА И СЕЛЕКЦИЯ ДЕРЕВЬЕВ 25

ФИЗИОЛОГИЯ ДЕРЕВЬЕВ 35

НОВЫЕ РЕКОРДЫ 40

МАТЕРИАЛЫ И МЕТОДЫ 45

РЕЗЮМЕ 52

ССЫЛКИ 53

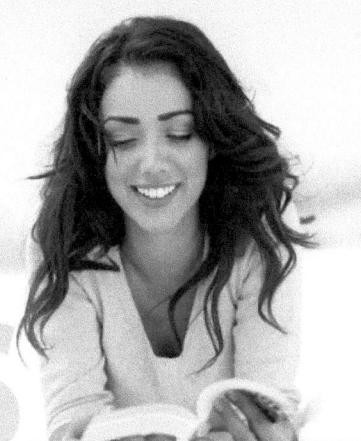

I want morebooks!

Buy your books fast and straightforward online - at one of world's fastest growing online book stores! Environmentally sound due to Print-on-Demand technologies.

Buy your books online at
www.morebooks.shop

Покупайте Ваши книги быстро и без посредников он-лайн – в одном из самых быстрорастущих книжных он-лайн магазинов! окружающей среде благодаря технологии Печати-на-Заказ.

Покупайте Ваши книги на
www.morebooks.shop

info@omniscriptum.com
www.omniscriptum.com

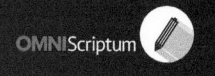

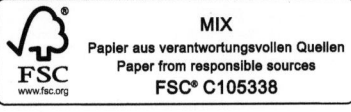

Printed by Books on Demand GmbH, Norderstedt / Germany